这是送给＿＿＿＿＿＿的健康礼物

扫描二维码观看书中增值服务流程

打开礼物　　第1步

扫描下方二维码 下载"约健康"APP

U0390920

第2步

注册登录"约健康"

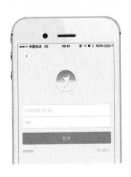

第3步

点击扫一扫

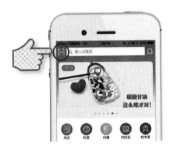

第4步 获取礼物

扫描文后二维码观看更多
文章、视频、漫画

谣言背后的
健康真相
2

—— 离谣言远一点，离健康近一点 ——

人民卫生出版社约健康平台

组织编写

人民卫生出版社

图书在版编目（CIP）数据

谣言背后的健康真相 . 2/人民卫生出版社约健康平台组织
编写 . —北京：人民卫生出版社，2018

ISBN 978–7–117–26278–1

I. ①谣… II. ①人… III. ①保健 – 普及读物 IV. ①R161–49

中国版本图书馆 CIP 数据核字（2018）第 045715 号

人卫智网	www.ipmph.com	医学教育、学术、考试、健康，
		购书智慧智能综合服务平台
人卫官网	www.pmph.com	人卫官方资讯发布平台

谣言背后的健康真相 2

组织编写： 人民卫生出版社约健康平台
出版发行： 人民卫生出版社（中继线 010-59780011）
地　　址： 北京市朝阳区潘家园南里 19 号
邮　　编： 100021
E － mail： pmph @ pmph.com
购书热线： 010-59787592　010-59787584　010-65264830
印　　刷： 三河市潮河印业有限公司
经　　销： 新华书店
开　　本： 889×1194　1/32　**印张：** 8
字　　数： 128 千字
版　　次： 2018 年 3 月第 1 版　2018 年 3 月第 1 版第 2 次印刷
标准书号： ISBN 978-7-117-26278-1/R・26279
定　　价： 35.00 元

打击盗版举报电话：010-59787491　E-mail：WQ @ pmph.com
（凡属印装质量问题请与本社市场营销中心联系退换）

——编者名单——

编者名单（以姓氏笔画排序）

王 苏	王 昆	王 冬	王文铄	田 丹
田建卿	白庆瑞	冯智英	朱仕超	任 佳
许桐楷	毕 超	阮光锋	孙文广	孙双圆
杜凌遥	李春微	李文丰	李清晨	邹静怀
汪 涛	沈 山	张 曼	张明强	张家瑜
陈 思	陈 罡	陈 舟	陈瑛翼	陈语岚
陈建平	林 殷	周 琦	周红雨	郑西希
钟 凯	段 甡	饶志勇	袁中珍	殷 杰
高 洁	唐玥璐	奚 茜	黄晓明	盛晓燕
游玉霞	梁 爔	董 晨	董一诺	董禹汐
景小凡	程改平	曾亚奇	褚 明	翟瑞洁

——前 言——

在人类社会，有一种怪物流传甚久，多少次正义之士斩杀未果，人类的生活、身体正遭受着怪物的侵袭，它们一次次破坏江湖规矩，它们亦真亦假、混淆视听，它们坑害人心、蒙蔽百姓，在不知不觉中改变着人类，它就是健康谣言！

当"养生圣经"刷爆朋友圈时；当"掐人中"还在频繁出现时；当"谣言惑众"、真相被"污蔑"时……谁来发声？

行侠仗义，饮马江湖；粉碎谣言，迫在眉睫！

2017年，人卫约健康在医学江湖首次发布"揭秘健康谣言"召集令。各方力量，行侠仗义，共同执行一项粉碎揭秘任务！历时三月有余，三十余家国内知名三甲医院中青年专家积极加盟，线上线下征文、评选，各路"英雄帖"纷至沓来，道义铮铮……我们通过优秀文章评选，集结精品，终于在"3·15"之际出炉了第一本爸妈的防骗锦囊——《谣言背后的健康真相》。同时，人民卫生出版社、中国医师协会医学科普分会强强联合，于2017年"3·15"期间举办了"第一届《3·15求真·辨伪·约健康》主题活动，并联合多家媒体开展了线上直播，该活动也在2017年度委管出版单位主题宣传激励项目中，获得"优秀品牌活动"奖。健康打假首战告捷，专家唇枪舌剑，百姓信服称快！

一年过去了，旧谣言见缝插针、新谣言倍速传播，辟谣不能止步，我们有责任和义务粉碎谣言、澄清真相。值此2018年3月，我们继续发布"召集令"，全国范围内开展线上线下征集、投票、评选，文章、漫画、视频多形式呈现，《谣言背后的健康真相2》也随之面世。同时，我们亦举办了第二届"求真·辨伪·约健康"主题活动，并邀请业界权威、辟谣军团吐槽各类健康谣言，40多家媒体参与线上直播和活动报道，力争为冤枉的真相正名！

医学江湖，藏龙卧虎，

未来，我们还将携手众多权威专家并肩作战；

镜花水月，雾里看花，

未来，获取靠谱的医学知识，才是对家人和自己负责。

寻找真相，健康打假，

未来，希望此书能成为您辩驳谣言的依据、全家的健康宝典。

健康谣言不会善罢甘休，斗争还未结束，较量才刚刚开始……

未来，我们继续——求真·辨伪·约健康！

目 录

想都别想

你想多了

有点道理

有点纠结

只知其一　未知其二

— 想都别想 —

传说中的快速解酒方法

毕超／南京医科大学第一附属医院

每逢假期，总会出现"吃货甩吃吃吃到扶墙走，酒鬼甩喝喝到睡街头"的情形，大家都知道过量饮酒有害健康，很多人也都尝到了宿醉的痛苦，可是不管是朋友聚会还是工作应酬，饮酒似乎是不可避免的。那么万一醉酒，那些传说中的快速解酒方法，有效吗？

觥筹交错，推杯换盏，一片笙歌醉里归——大量饮酒对身体有什么危害

我们谈解救的方法是否有效，其实是有点儿本末倒置，最理想的情况，还是要避免大量饮酒。

大量饮酒的危害可概括为"四伤四致"，即伤脑、伤心、伤胃、伤肝；致畸、致癌、致营养不良、致死。

伤脑：相关数据显示长期饮酒，且平均每日饮酒

250ml 以上的人群较容易发生酒精中毒性脑病。此外，酒精中毒还会对脑血管壁造成损害，诱发脑卒中。

伤心：一般认为，每天摄入纯酒精量 125ml，持续 10 年以上或每天摄入 150g 酒精 5 年以上可能引起酒精性心肌病，可表现为心脏扩大、心律失常、心力衰竭甚至猝死。此外，急性酒精中毒可诱发急性心肌梗死。

伤胃：酒精对消化道黏膜及消化腺具有毒性刺激作用，过量饮酒可引起慢性胃肠道炎症，并发贲门黏膜撕裂症、上消化道出血、消化道穿孔等。

伤肝：长期过量饮酒极易引发酒精性脂肪肝、酒精性肝炎、酒精性肝硬化等肝脏损伤。

致畸：过量饮酒可导致不孕，即使怀孕也可影响胎儿发育。孕妇饮酒，酒精还可通过胎盘直接毒害胎儿，造成胎儿发育异常，甚至发生流产、死产。

致癌：许多癌症都可能由酒精引起，可以这么说酒精是一种致癌物质。乙醇及其分解产物能够破坏细胞从而导致癌症。

致营养不良：酒虽然热量高却不含维生素、矿物质及氨基酸等营养成分，长期大量饮酒时如进食减少，可造成明显的营养缺乏，此外，酒精对消化系统的损害又进一步加重了营养不良。

致死：酒后外伤、急性酒精中毒诱发脑卒中、心肌梗死及中毒后呕吐窒息均有可能致死。

花无人戴，酒无人劝，醉也无人管——那些传说中的快速解酒方法有效吗

要说清楚传说中的快速解救方法是否有效，我们首先要了解酒精在人体内的代谢过程。

酒精主要在肝脏中代谢，只有极少量（约 2%~10%）直接经肾从尿排出或经肺从呼吸道呼出或经汗腺排出。

简单概括：消化道黏膜上的乙醇脱氢酶把少部分酒精转化为乙醛；大部分酒精进入肝脏，通过肝脏的乙醇脱氢酶转化为乙醛；依靠乙醛脱氢酶和肝内的 P450 把乙醛氧化为 CO_2 和水排出体外。

从上述过程看来，酒精在人体内的分解代谢其实主要是靠乙醇脱氢酶及乙醛脱氢酶。在人体中，都存在乙醇脱氢酶，而且数量基本相等的，但缺少乙醛脱氢酶的人就比较多。乙醛脱氢酶的缺少使得酒精不能被完全被分解为水和二氧化碳，而是以乙醛的形式继续留在体内，使人产生醉酒症状。

这样看来，只要是给予足够的乙醛脱氢酶，不就可以达到解酒的目的了？然而，"理想很丰满，现实很骨感"，目前市售的各种解酒产品均没有增加机体内乙醛脱氢酶数量的作用。

因此，我们只能得出一个令人遗憾的结论：迄今为止还没有一种真正的解酒产品。那些吹得神乎其神的解酒产品都是在忽悠广大群众。

饮酒前做点什么可以减少酒精对身体的危害

虽然没有靠谱的解酒产品，但我们可以在饮酒前采取适当行动减少酒精对身体的伤害。

我们喝得有多醉，是微醺，还是酩酊大醉，不省人事，取决于血液中的酒精浓度。而决定血液中酒精浓度的主要因素之一就是体内的含水量，所以喝酒时最好多喝些水。

如果在喝酒之前吃一顿大餐，我们就不容易喝醉了，这是因为乙醇脱氢酶在胃黏膜中也有少量存在，饱腹时酒精更长时间滞留在胃内，可以分担通常只由肝脏承担的工作。男性胃中这种酶通常比女性多，也就是说男性饱腹喝酒更有效。

其实最重要的还是少喝点酒！即便你认为酒好喝，也不要贪杯！

小槽红酒，晚香丹荔，记取蛮江上——饮用红酒有益健康吗

红酒对人体健康有益这一观点源于众所周知的"法国悖论"：虽然法国人的饮食富含饱和脂肪酸，但冠心病的发病率却相对较低。20 世纪 90 年代初期，两位热爱葡萄酒的科学家提出了一种解释，或许是法国人钟爱的红酒由于某种原因抵消了他们饮食中不健康的部分。

现代研究表明，红酒中被认为对血管有益，舒张血管的特殊成分叫做多酚，它是一种来自于葡萄籽和葡萄皮的天然化学成分。但这不能成为多喝红酒的理由，因为在其他许多饮料与食物中也有多酚。如果我们的饮食结构包含许多水果、蔬菜、坚果和全麦谷物，我们将会摄入大量多酚，无需从红酒中摄取。

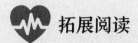 **拓展阅读**

关于喝酒和解酒的话题，更多精彩内容请扫码阅读

★喝酒"变脸"，有关酒量的传言都是真的吗？

吃什么真能补什么吗

饶志勇 陈瑛翼 / 四川大学华西医院

你妈是不是也这么说过：

"宝贝，多吃面面，吃了头发长得像面面那么长！"

"乖乖，要多吃苹果，吃多了脸色好，红扑扑的！"

"咋能不吃鸡蛋呢，蛋黄吃了聪明，蛋白吃了皮肤好，你没听说有一句话叫'皮肤好得像剥了壳的鸡蛋'吗"

如果你要说以上这些善意的谎言都是妈妈对我们的爱，对我们的关心，那面对以下这些认真的唠叨，又怎么跟她理论呢？

考试前总要给你端一碗油油的猪脑花："多吃点，你最近用脑过度……"

吃个鱼绝对会把两个鱼眼珠儿甩到你碗里："你看你眼镜儿上的镜片，越来越厚了……"

只要她熬了骨头汤，一定要舀一碗递到你手上，一脸嫌弃:"人家都说你没有遗传到你爸和我的身高优势……"

还有还有,女生每个月那几天,餐桌上就会经常出现各种做法的猪肝:"生血补血,女生要懂得爱惜自己……"

妈妈做的这些饭,简单粗暴地总结就是:吃啥就补啥!

说到这里是不是有种同一个世界,同一个妈妈的感觉。

那从小妈妈告诉我们的这些流行了千百年的养生之道,究竟是真理还是歪理呢?

妈妈说:吃脑花补脑!

专家说:吃脑花补脑不靠谱,小心补成三高。

我们先来看,大家最常吃的猪脑花里面主要含了哪些营养成分——蛋白质、脂肪、钙、磷、铁……

尤其脂肪(主要是磷脂)含量很高,蛋白质含量也不低,乍一看,似乎可以补充大脑的蛋白质和磷脂。

好,我们假设脑花吃了能补脑,但下面两个问题你们想过没呢?

▲吃进去的脑花,其含有的蛋白质和脂肪,经过消化吸收以后能到达大脑吗?而且大脑主要是靠葡萄糖提供能量,到达大脑的那么一点点氨基酸能被大脑利用吗?脂肪能直接被大脑利用吗?

▲你们不要忘了,脑花的胆固醇是非常非常高的哦!

有数据表明，吃大概 100 克猪脑花，它胆固醇的含量相当于你一口气喝了 5 斤多猪油（100 克猪脑含胆固醇 3100 毫克，猪油中胆固醇的含量是 110 毫克）。啧啧……想想都觉得好油腻！

而且人的胆固醇过高的话，容易造成血液中胆固醇升高，而这是动脉粥样硬化的元凶，也可引起冠心病、脑血管疾病等。

所以对患有高血压、心脑血管疾病的人来说，是非常不适合吃脑花的！虽然美国人已经解禁了饮食胆固醇限量，但不要忘了，除了肥鹅肝以外，美国人不吃内脏和肥肉哦！

那究竟该怎么补脑呢？可以根据《中国居民膳食指南（2016）》和《中国居民平衡膳食宝塔（2016）》，合理、均衡营养，并且保持适度的休息，就对你亲爱的脑瓜非常好啦！

妈妈说：吃鱼眼明目！

专家说：吃鱼眼睛跟保护眼睛一点儿关系都没有。

我们来看看鱼眼睛内有些啥营养成分：鱼眼中含有胶原蛋白、不饱和脂肪酸、少许维生素、水分等。这些确实是好东西，但是，鱼眼睛里面这些好东西的含量，比起鱼肉简直是微乎其微。

对眼睛而言，最应该补充的是维生素 A、胡萝卜素、蛋白质等营养素，它们是参与视网膜等活动不可或缺的物质，而鱼眼中并不富含以上营养素。

所以啊，想保护好眼睛，麻烦你多出门运动、少看点手机哟！

妈妈说：吃血补血！

专家说：鸭血、猪血对补血虽有帮助，但吃多了小心中毒！

想必很多女娃娃都有这样的经历，脸色不好看了，喝碗鸭血汤；特殊的那几天来了，来盘炒猪血；甚至还有人检查出自己贫血，就猛吃各种血来补！

确实，动物血及其制品的铁含量丰富，而且几乎都是血红素铁，能被肠黏膜上皮细胞直接吸收，吸收率高，对补血的确有帮助。

但什么事都必须适可而止，过量食用动物血对身体非常有害：

▲造成铁中毒，影响其他矿物质的吸收。

▲血中同时含有动物机体的新陈代谢废物，大量食用也会给人体代谢带来负担。

另外，虽然动物血对补血有帮助，但仅仅是针对于缺铁性贫血患者才适宜。如果是其他类型贫血的患者，千万不要乱补，导致贫血的原因错综复杂，病因不同，治疗方法也不同，建议先去正规医院就医，查明贫血原因后再来决定怎么"补"。

妈妈说：吃腰花补肾！

专家说：肾功能不全的人腰花吃多了要起反作用哦！

传说中的肾虚到底是个啥概念我们就不在这里说了，在这里我们只讨论肾功能不全。

简单来说，如果是肾功能不全的人，想通过多吃腰花补肾的话，那就错了！

为啥呢？肾是动物的内脏之一，虽然含有蛋白质、胆固醇、维生素和微量元素等较高的营养素，但换个角度来看，腰花里面的嘌呤、胆固醇、脂肪含量都高，会带来下面明确的影响：

▲对于肾功能不全的患者来说过，大量进食肾脏会加重自身肾脏对蛋白质代谢的负担，不利于病情恢复。

▲对于合并尿酸高的患者，嘌呤的摄入会加重尿酸升高，甚至诱发痛风。

▲对于血脂异常、心血管疾病患者，肾脏中过高的胆

固醇不利于病情恢复。

如果肾功能正常，胆固醇不高，哪里都健康，实在是喜欢吃腰花，建议每月食用不超过 2~3 次，每次 25g 左右是没问题的！

如果你非要猛吃，那可能高血脂啊这些就要来找你了！

妈妈说：吃肝补肝、还补血！

专家说：靠吃肝补肝，小心肝腹水、肝硬化哦！

首先，肝脏的确可以补血，尤其是缺铁性贫血。

肝脏对来自体内和体外的许多非营养性物质，如各种药物、毒物以及体内某些代谢产物，具有生物转化作用，肝中含有丰富的铁、维生素 A、维生素 B_2、微量元素硒等，所以具有保护眼睛、维持正常视力、补血、抗氧化等作用。但其属于动物内脏，也不宜多吃，推荐摄入量与腰花相同。

对于肝病患者，靠吃肝来补肝更是不可取的：

▲动物肝脏含胆固醇较高，不易消化，会加重肝脏负担，影响肝病的康复。

▲动物肝脏内含铜量很高，肝病患者由于肝功能低下，不能调节体内铜的平衡，过多的铜会在肝脏内积聚，会引起贫血、肝硬化、腹水等症状。

妈妈说：吃骨头汤补钙！

专家说：骨头汤跟补钙真的没啥大关系。

其实骨头汤对补钙的作用是微乎其微的，骨头汤不仅含钙微量，更缺少促进钙吸收的维生素 D，且钙以非常稳定羟磷灰石形式存在，很难溶解于汤内。

那有人要说了：我往骨头汤里加点醋，通过化学反应把钙从骨头里面"置换"出来，不就行了？

亲，你这样子做，除了改变味道之外，几乎是没用的，因为只有钙的强酸盐才溶于水。

真想补钙的话，牛奶、虾皮、豆制品等的补钙技能绝对秒杀骨头汤，但补钙的同时也不要忘了钙质的吸收呦。

事到如今，是不是终于想明白了，你和你妈这辈子就是"相爱相杀"的过程，小的时候，她想出了各种理由就是为了让你多吃点，长大了，你要帮她认清楚更多的谣言，让她长寿健康。

❤〰 **拓展阅读**

关于吃什么补什么的"执念"，更多精彩内容请扫

码阅读

★吃红枣补铁补血靠谱吗？

★骨头汤、鸡汤都不补，这么吃钱都白花了！

★能通过食物补充胶原蛋白吗？究竟咋补？

涂墨水能缓解带状疱疹的疼痛吗

汪涛 冯智英 / 浙江大学医学院附属第一医院

钱塘江畔，一家寻常的药铺，招牌上面写了三个大字"保和堂"，突然从门外冲进一人，慌里慌张往里间跑，一边跑一边大叫"夫人夫人……"

白娘子正在后厢给即将出世的宝宝绣着衣物，看见许仙这样没头没脑地跑进来，微笑着摇了摇头，站起身来，说道"官人，发生何事？怎么如此慌张？"

许仙大口喘着粗气，说道："夫人，不好了，隔壁的法海老和尚背上长了一排红色的水疱，轻轻摸上去就痛的不得了，那改邪归正的蜈蚣精说这叫蛇缠，大家都说……"许仙说到这停住了，望着依旧美若天仙的夫人。

白娘子从雷峰塔下出来已经5年了，当年的恩恩怨怨早已烟消云散，许仙白娘子回到钱塘江畔又开了一家药铺，法海、蜈蚣精也住在了同一条街上。

白娘子望着许仙，微笑着摇摇头，说道："官人，他们大家都说什么呢？"

许仙深吸了一口气，像是下了很大的决心，说道："蜈蚣精说法海老和尚得了蛇缠，有乡亲说是夫人你施的法术。"

白娘子说："官人，走，我们看看去。"

街道的转角，有一家很简朴的小屋，法海痛的不停发出惨叫，门口已经围了好些乡亲，只见蜈蚣精在门口一张矮桌上正在研墨，一边研一边对着周围的乡亲们大声说道："乡亲们，这是蛇缠，又叫缠腰龙，又叫缠腰火丹，叫法有很多，但是真正的名字叫带状疱疹，这个病与白夫人是没有关系的，下面看我给法海大师涂墨治疗。"

许仙听到这松了口气，对着白娘子小声说："夫人，蜈蚣精改邪归正后就像换了一个人似的，还为你说话。"

说话间，两个乡亲扶住了法海，蜈蚣精上去掀起法海背上的衣服，只见法海的左侧胸部和背上长着一排红色水疱，触目惊心，而右侧一个水疱也没有。

蜈蚣精挽起袖管，蘸饱墨汁，举起毛笔，轻轻地在法海的背上水疱区域写了一个大大的"斩"字。只见毛笔的笔尖轻轻触碰法海时，法海都要哆嗦一下，显然一碰就痛得很。

蜈蚣精写完得意地将笔一扔，说道："腰龙已斩。"

许仙轻声地转头问白娘子："夫人，涂墨可以治疗带状疱疹？"

白娘子摇了摇头，说道："墨汁是碳粉的水溶液，有一定的收皮损和止痛作用。所以，涂上墨汁后，病人会觉得疼痛稍微缓解，加上带状疱疹在青年人中是自限性疾病，这就形成了涂墨汁可以治疗带状疱疹的错觉。"

法海艰难地站起身，显然疼痛还在，围观的众人慢慢散去。

一周后，保和堂药铺的门口突然传来几声木鱼声，紧接着又传来一声"阿弥陀佛"，声音像是法海，但没有了往昔那么洪亮。

许仙从药铺里探出头往外望去，果然是法海，他满面倦容，像是几天没有睡好觉的样子。

恰好白娘子也在，于是和许仙一起将法海请了进来，许仙问道："大师今日到访小药铺，请问何事？"

法海面露愧色，说道："我的疱疹虽好了，可是还是很痛的啊，白天吃不下，晚上睡不着，特来保和堂求医！"

法海缓缓掀开背上衣物，原来的疱不见了，还留下些许浅红色瘢痕。许仙眼尖，一眼就发现法海的衣服里藏了一个空心盒子，法海解释道："衣服一碰这块原来长疱疹的皮肤就痛，所以用个盒子把衣服架空，让这块皮肤不与衣服接触。"

白娘子点点头，上前请法海整理好衣服坐下，说道："带状疱疹不可怕，怕的是疱疹好了，痛还在，形成带状疱疹后遗神经痛。年纪大的、女性、疼痛厉害的、长在头面部的带状疱疹疼痛往往很难恢复，发生带状疱疹后遗神经痛的概率比较高。务必早期、全程、正规使用抗病毒药物，并给予提高免疫力、镇痛和营养神经治疗，以防治带状疱疹后遗神经痛。"

法海一听"后遗痛"就慌了，身上的痛仿佛又加重起来，急忙问道："许夫人可有方法救我？"

白娘子点点头，将许仙叫到新开的药房，报出一串药名，让许仙写下。许仙一边写一边喃喃自语道："普瑞巴林，甲钴胺，神经妥乐平……这个药方我怎么没有见过。"

白娘子笑了下，轻轻从许仙手中取过写好的药方，将它交给法海，许仙又听到白娘子对着法海说了一些自己听不懂的话："一旦药物治疗后疼痛仍明显，影响夜间睡眠和白天的日常生活，是因为病毒损伤神经较重，可去疼痛科门诊再次就诊，在相应的部位微创治疗，老百姓俗称"打针"，医学上微创治疗可以分为神经阻滞、神经射频、脊髓电刺激等等，促进神经恢复，镇痛效果更佳。"法海听得明明白白，拱手致谢："有劳夫人，法海依方子服药，过段时间再来复诊。"

法海走后，许仙思索片刻，好奇地问道："这带状疱疹，痛了几天再出疱，痛在背后还好说，如果长在胸前位置，长在肚子上，长在大腿上，刚刚开始疼痛，疱还没出来的时候，不是容易当成冠心病？当成阑尾炎？当成急腹症？当成坐骨神经痛？"

白娘子赞许笑道："官人所言甚是，这疱疹常好发于腰、季肋部、胸部、颈部、面部、大腿内侧面，疼痛条带状分布，疼痛性质像针刺样、刀割样、电击样、紧束感等。往往衣服一碰就疼痛难忍。刚开始痛的时候是容易与其他疾病混淆，而且这个疾病一般是在劳累、免疫力低下时容易发作，所以需要到正规医院全面检查，以排除新发肿瘤等原因并发了带状疱疹。老年人往往喜欢忍受和拖延，会使得病情加重。因此，一有疼痛需到医院疼痛科、皮肤科等就诊。

许仙点点头，他不禁呵呵傻笑起来，娘子不但人美心美，而且医学专业也比自己掌握的全面，不禁又增添几分爱慕！

硝酸甘油，"一口闷"起效更快吗

陈罡 / 北京协和医院

硝酸甘油和人类舌体的第一次接触，爆炸式地开启了它不平凡的历程。

1866 年，这种被诺贝尔用于制作炸药的物质，就在十余年后铅华洗尽，褪去子弹的铜臭，装进药瓶中，化为救治心脏病的神奇处方，放下屠刀立地成佛，从此救人无数。

百余年过去的今日，仍有一些患者感到心绞痛时，或是一些电视剧演员表演心脏病发作时，从口袋里掏出硝酸甘油就来个"一口闷"。

这种喝二锅头似的服药姿势很帅气，但是，如果你真的这样做了，就白白辜负了硝酸甘油的"用心良苦"。

硝酸甘油不能"一口闷"

救治心绞痛的药物，贵在一个"急"字。我们希望药物尽可能快地起效，要实现这一点，就要掌握正确的使用方法。简单说来：硝酸甘油压根就不是用来"吃"的，它应该放在舌头底下"含化"。

当药物一口服下，尽管动作荡气回肠，药物却需要花费好长一段时间在胃里晃荡，药物中的有效成分好容易被分解开来，吸收入血，正打算去心脏血管中施展拳脚的硝酸甘油却突然发现——咦？去向不对！

在它们前往心脏血管的征途前，无可救"药"地挡着肝脏组织。肝脏是人体内的"解毒"器官，药物输送到其他组织之前，需要先到肝脏去"走一遭"，这就是"首关效应"。

像硝酸甘油这种上辈子做炸药的不清白分子，在肝脏将经历好一顿"拷问"和"搜身"，肝脏还派出一种叫有机硝酸酯还原酶的物质，专门给硝酸甘油"找茬"，使之降解失活。雄心壮志的硝酸甘油大军经过肝脏之后，军力只剩下不到10%，到了心脏血管的时候，早已是强弩之末，无心应战。

服药这事，对于分秒必争的心绞痛患者可不是闹着玩的。

所幸，人舌头下面血管非常丰富，而且药物通过这些血管吸收入血的话，还可以避开肝脏的首关效应。只要舌体保持湿润，含在舌头下的硝酸甘油很快便会溶解，迅速渗透到舌体的血管中，这对于一心奔赴心血管战场的硝酸甘油来讲，是一个天大的好消息。

让我们掏出大喇叭，对患者口袋里的硝酸甘油高喊：好消息，好消息，走过路过不要错过！就在舌头下，只要两分钟，两分钟起效，五分钟后效果最佳！

两分钟没有起效怎么办

注意，硝酸甘油这种"黑道出身"的神药偶尔还是改不了它的火爆脾气，温度太高、光线太强，或者空气接触太久，都可能让它失去稳定性，从而失效。如果含服硝酸甘油之后，舌体下没有酥麻的感觉，心脏的症状也没有任何好转的迹象，需要警惕硝酸甘油是否失效。因而在平时保存硝酸甘油时，要注意将其放在棕色瓶子中，置于避光、阴凉的地方，需要随身携带时，最好也不要贴身放在最里层的衣服中。并且，每隔一段时间需要检查一下有效期，定期更换新的批次。

药没有失效，但 5 分钟过去了，心脏还是不舒服怎么办

目前硝酸甘油用于缓解稳定型心绞痛急性发作，一般使用片剂，舌下含服时的剂量一次 0.25~0.5 毫克（半片到一片），如果 5 分钟后心脏还是不舒服，二话不说，再重复一片，如 15 分钟内总量达 3 片后疼痛持续存在，就应该立即联系急救找医生治疗，这意味着此次的疼痛发作非同寻常，千万不得耽误！

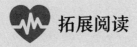

拓展阅读

工欲善其事，必先利其器，关于服药的小方法，更

多精彩内容请扫码阅读

★学会这十招，巧妙应对口服药

吃海参能治疗肿瘤吗

曾亚奇　王昆／天津医科大学肿瘤医院

恶性肿瘤是一种慢性消耗性疾病，营养支持治疗是肿瘤治疗的重要基本组成部分。科学、合理的饮食结构可以改善患者的营养状态，如预防体重下降，减缓肌肉过度消耗，延缓恶病质发生，最终增强体质，改善生活质量。

但在实际生活中，很多肿瘤患者却陷入了以下常见的饮食误区。

吃海参，能治疗肿瘤吗

大多数肿瘤患者都听说过或者吃过海参，很多患者描述自己一天的饮食时，会重点强调"我每天都会吃一根海参，煮在粥里或单独煮汤"。海参的营养丰富，价格昂贵，每天吃一根海参就能治疗肿瘤吗？

不能！不能！不能！

海参属刺皮动物，全世界约有 1100 种，我国就有 140 多种，但绝大部分不能食用。据统计，全世界可食用的海参仅有 40 余种，我国可食用的海参有 20 余种，其中以黄海、渤海的刺参最名贵。

干海参的营养价值较为丰富，蛋白质含量在 55% 以上（含量算是非常高了），几乎不含有脂肪，胆固醇含量极低，并且有丰富的有机化合物，如牛磺酸、硫酸软骨素等，具有抗炎、促进伤口愈合、预防组织老化等作用。海参中还含有丰富的矿物质，钙、钾、锌、铁、硒等。这么看来，海参算得上是典型的高蛋白、低脂肪，低胆固醇食物了。

重点来了，在海参体壁真皮结缔组织、体腔膜和真皮内腺管中含有酸性黏多糖，这种黏多糖是一种广谱的抗肿瘤药物，有抗肿瘤转移以及抑制肿瘤生长的作用；海参中的皂苷具有抗辐射作用，能够减缓放化疗的副作用；海参中还含有精氨酸，这种氨基酸作为胶原蛋白的主要原料，可促进机体细胞的再生和机体受损后的修复。这么说来海参确实能够治疗肿瘤？

但是，由于普通的干参，经过蒸、煮、发、冷水泡，再蒸煮的过程，含水量大增（约 90%），但是大部分营养会流失掉，其蛋白质含量仅有 6%！只相当于鸡蛋蛋白质含量的一半而已，更关键的是，海参蛋白质主要是胶原蛋白，并不是优质蛋白，因为其严重缺乏人体必需氨基酸之一的色氨酸。这种蛋白质不能被人体完全吸收利用，其利用率远低于鸡蛋，肉类、豆类等。

对于肿瘤患者，因经过大手术、放疗、化疗等多种、多次抗肿瘤治疗，肠道功能会出现不同程度的损伤如肠黏膜萎缩、肠屏障通透性增加、肠蠕动减弱等，根本无法利用这些蛋白质，很多食欲较差的患者每餐只能吃少量的饭或粥，就算保证每天一根海参，也是无法吸收利用的，也就谈不上治疗肿瘤了。

所以，我们建议患者在补充蛋白质时，首选含优质蛋白质丰富的食物，最好的来源是白肉（鱼、虾、鸡肉）、鸡蛋、牛奶、红肉（猪肉、牛肉、羊肉）和豆类及制品。此外，还需摄入足量的粮谷类食物和蔬菜。

不吃饭，能饿死肿瘤吗

都说肿瘤的生长是依赖营养物质，很多人认为，要是不吃食物，肿瘤细胞没有能量生长，就可以"饿死"肿瘤。

这是错误的观点！因为肿瘤细胞并非是正常细胞，它们异常地快速分裂、生长，并"窃取"体内正常细胞的营养，肿瘤细胞可以利用机体储存的糖分、肌肉和脂肪来获得营养。无论是否吃饭，肿瘤细胞都会快速生长。而不吃饭或是所谓的"饥饿疗法"会导致人体本应摄入的各类营养素不足，影响正常细胞生长，使自身免疫力下降，增加感染的风险，导致营养不良。

越吃"营养"的食物，肿瘤长得越快吗

首先，关于营养能够"喂养肿瘤"的理论没有任何证据，不应作为患者减少或停止使用营养支持的理由。其次，不存在所谓的"营养"食物。不同种类的食物所含有营养素的成分和数量是不同的，如鸡蛋含蛋白质丰富而胆固醇较高；鱼虾含蛋白质丰富，饱和脂肪酸含量低而多不饱和脂肪含量高；猪、牛肉相对鱼肉含铁较为丰富；菠菜、油麦菜、芹菜含纤维素丰富；粗粮含糖量较精米、白面低而纤维素含量高等。这些食物所含的营养素各有"优缺点"，而正是这些"优缺点"才使得食物各有特点，所以不存在什么"营养"的食物。

肿瘤患者该怎么吃

根据肿瘤细胞的生长特点，肿瘤细胞主要通过糖类提供自身所需能量，对于脂肪的利用率差。因此，高脂肪、

低碳水化合物的饮食应作为肿瘤患者的首选方案。其原则为既要保证营养平衡，又要选择性饥饿肿瘤细胞。

保持适宜的、相对稳定的体重：若肿瘤患者的体重丢失大于 5%，则提示存在营养不良风险，会对身体功能及疾病预后造成影响。

食物选择多样性，搭配合理：每天摄入不少于 15 种食物，2/3 是植物性食物，1/3 是动物性食物。植物性食物不仅为身体提供丰富的碳水化合物，还富含多种维生素、微量元素及膳食纤维，大多数具有预防肿瘤作用的膳食主要由植物来源的食物组成。动物性食物如肉、蛋、奶，富含丰富的优质蛋白质，有利于肿瘤患者机体组织重建，免疫细胞更新。多吃新鲜蔬菜、水果，每天坚持吃 500 克蔬菜，200 克水果。合理搭配，再加上适量的体育运动，就能够增强身体得抗病能力。

所以，肿瘤患者不要盲目选择"饥饿"疗法，也不要过度担心吃"营养"食物加速肿瘤的进展，而要科学合理地选择食物。

专家有话说
肿瘤细胞是"饿"不死的
张曼 / 北京大学公共卫生学院

跟正常细胞相比，肿瘤细胞争夺营养物质的能力是非常强大的。即使在肿瘤晚期，患者进食困难的时候，肿瘤仍以旺盛的糖酵解形式消耗机体的骨骼肌，从患者身体争夺营养，损伤机体免疫功能。也就是说，肿瘤细胞不会因为患者吃得少而停止生长，即使肿瘤患者整天不吃不喝，肿瘤细胞仍可疯狂生长。

研究证明，肿瘤组织和正常组织的代谢是不同的，正常组织以脂肪和氨基酸为主要能源，大多数正常组织在有氧时通过糖的有氧分解获取能量，只有在缺氧时才进行无氧糖酵解。肿瘤组织以葡萄糖为主要能源，可以无氧酵解供能，而氨基酸和脂肪利用差。肿瘤组织即使在有氧条件下，也主要无以氧糖酵解获取能量。

过度饥饿，最先受损的是正常细胞和组织，一旦出现营养不良，后续放化疗的耐受性会变差、并发症出现、预后差、生存时间短。所以肿瘤患者要正常吃饭，以保证机体正常的营养需求。

肿瘤患者的饮食原则应该是高脂肪、高蛋白、低碳水化合物，加上全面的维生素和矿物质。肿瘤患者要少吃甜食，如饮料、饼干、蛋糕、点心、冰激凌等，减少碳水化合物的摄入。保证优质蛋白质的摄入，如瘦肉、鸡蛋、牛奶、豆腐。少食多餐，在三餐之外合理安排加餐。

日本舶来的酵素能减肥吗

孙文广 / 上海市第六人民医院东院

　　"酵素"是近期网络流行的热词。键入"酵素",百度会为您找到相关结果约有 1410 万条,而"酵素食品"亦有 435 万条之多。酵素自排毒养颜、瘦身,到提高免疫力,甚至是预防心脑血管病、肿瘤等疑难杂症,几乎无所不能,被冠名为"口服的黄金液体"。尽管价格不菲,为了健康,人们还是趋之若鹜。

　　那么,酵素究竟为何物,真的有那么神奇吗?

酵素和酶是一回事吗

　　酵素一词来源于日本,即酶,我国台湾也称酶为酵素。

　　酶是由活细胞合成的、对其特异底物具有高效催化作用的蛋白质,是机体内催化各种代谢反应最主要的催化剂。我们体内的酶有很多种,如助消化的胃蛋白酶、胰蛋白酶等,它们在身体的各处发挥生理作用。

目前市场上作为食品或保健食品的酵素，却与酶有着本质的区别。依据日本山内慎一编著的《保健食品袖珍宝典》，酵素具有"植物之酶的提取物"或"植物酶提取之精华"的含义，是由小麦、米胚芽和大豆等植物为原料，用乳酸菌或酵母发酵所制成的发酵食品。我国的传统发酵食品，如豆瓣酱、面酱、腐乳、泡菜、酒酿、米醋等也属于酵素食品。

酵素的保健功能得益于其所含的黄酮类、植物色素、有机酸和超氧化物歧化酶（SOD）等活性成分，乳酸菌和酵母等益生菌，以及各种氨基酸、维生素和矿物元素等。这些有益成分使酵素具有了一定的抗氧化、清除自由基、改善胃肠功能、调节肠道菌群、通便等保健功能。

2016 年，中国生物发酵产业协会为规范酵素产品，制定了《酵素产品分类导则》，食用酵素是指以动物、植物、食用菌等为原料，添加或不添加辅料，经微生物发酵制得的含有特定生物活性成分，可供人类食用的酵素产品，包括水果酵素、糙米酵素、香菇酵素、益生菌酵素等。

目前，我国酵素食品市场还处在起步阶段，尽管市场上的酵素食品很多，但在国家食品药品监督管理总局网站可查询的有酵素食品生产许可证的企业只有 5 家，可查询的作为酵素食品的保健品只有 3 种。

我国对保健品有明确的注册及生产经营规定。保健食品是声称具有特定的保健功能或以补充维生素、矿物质为目的的食品。作为保健品，必须具备以下四个特征：必须是食品；不是药品，以调节机体的功能为主要目的；有特定的保健功能；有特定的适于人群。这是在选择保健品时要把握的原则。

自制"果蔬酵素"安全吗

随着酵素食品的迅猛发展，一些自制的酵素食品也开始流行，较为常见的是水果酵素。

通常情况下，商业化的酵素产品对于发酵的基质、菌种、温度、湿度及工艺均有严格的要求。家庭自制"果蔬酵素"的做法则简单许多，一般是用多种水果和蔬菜等，加上砂糖或蜂蜜，在密闭桶或泡菜缸中任其自然发酵。

在这个过程中，如果用于发酵的水果、蔬菜等质量不佳、清洗不净或容器消毒不彻底，难免存在污染有害杂菌的可能。在发酵过程中，还有可能产生诸如展青霉素、赭曲毒素等霉菌毒素，食用了含有这些有害成分的"果蔬酵素"，很容易引起肝肾损伤，危害健康。

另外，发酵的过程受外界环境，如温度、湿度的影响

比较大，一旦这个过程不可控，那么水果在发酵过程中就
会产生甲醇等有害物质。

有学者对自制"果蔬酵素"中的亚硝酸盐含量进行检
测，其含量远远超过食品安全国家标准中允许的最高限量
（0.005mg/L）的 100~400 倍。

网络流行的"水果酵素"减肥靠谱吗

很多人都听过类似的说法，"水果酵素"中含有脂肪
分解酶，可分解人体的脂肪，能让人减轻体重、保持身材，
这是真的吗？

水果酵素的原料主要包括各种水果和糖，它们在密封
的条件下自然发酵而成。产物中含有糖、乳酸、酒精、氨基酸、
维生素、矿物质等以及一定数量乳酸菌或酵母菌、蛋白酶、
脂肪酶。

乍一看，有脂肪酶，与产品的宣传果然一致！

脂肪酶是一类水解油脂的酶类，它作用的对象是天然
油脂，作用的部位是油脂中脂肪酸和甘油相连接的酯键，
所以理论上，脂肪酶确实可以水解脂肪。但是，脂肪酶既
然是酶，其活性受环境因素（酶浓度、温度、酸碱度等）
影响；此外脂肪酶是由蛋白质构成的，被我们吃进嘴里，

进入胃中，在胃酸和胃蛋白酶的作用下，构成脂肪酶的蛋白质就会变性和分解，进而失去活性。

连活性都没有了，又何谈分解脂肪呢？

那为什么还有人说，吃了酵素，体重确实减下来了？

2017 年 11 月 29 日，国家食品药品监督管理总局发布了两起"果蔬酵素粉"和 LS 纤体酵素减肥胶囊非法添加盐酸西布曲明等的公告。盐酸西布曲明是一种中枢神经抑制药物，曾用于肥胖症的治疗，现已在全球大多数国家停止使用。看了这些，相信您会有所悟。

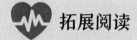 拓展阅读

关于吃和减肥，更多精彩内容请扫码阅读

★ 魔芋减肥，用的是啥魔力？这些误区千万别陷入

★ 减肥餐里学问多，你是被骗了，还是吃对了？

"过午不食"有益健康长寿吗

林殷　奚茜 / 北京中医药大学

这些年，笃信"过午不食"的人不少，主要是因为一直流传的某著名中医专家"过午不食有益健康长寿"的说法，而反对此说者也多将矛头直指中医。那么，"过午不食"真的是中医推行的养生方式吗？

"过午不食"出自佛教而非医学

据笔者考证，医家最早谈论"过午不食"者，当推清初三大名医之一的喻昌，他在其医案专著《寓意草》中，介绍一例"血证兼痰证治法"时提到饮食调养的重要性，认为不仅肥甘厚味容易生痰，饮食时间也与痰浊化生相关，从人体阳气变化规律看，中午之前阳气渐旺，可助脾运化，不易生痰；午后阳气渐衰，此时再进食，则饮食难化而变生为痰。

用现代营养学观点看，喻氏此说有一误区，人体是恒温动物，其消化吸收能力变化与整体健康状态、活动方式和进食品种、数量相关，和自然界的晨昏昼夜变化并不一致。按照现代人的生活节奏，《中国居民膳食指南》给出的三餐模式为：早餐营养足，午餐要吃好，晚餐要适量。

喻氏之所以援引佛教"过午戒食"谈病后调护，与他由儒入禅、由禅入医的阅历有关。喻氏在京3年，郁郁不得志，心灰意冷后，削发为僧，遁入空门。诵习佛经同时，他还精研医学，并终于选择"不为良相，便为良医"之路，蓄发下山，还俗行医，直至终老。因此，喻氏指"过午不食"是出自佛教，其可信度较高。

喻氏之后，多位医家著述，均有类似论述。而除喻氏外，其他医家异口同声直指此说出自佛教而非医学。如陈岐说"释教过午不食"，王孟英指"释氏有过午不食之戒"，曹慈山讲"释氏有过午不食之说"。

僧人午后会吃茶羹和"代茶饮"

所谓"过午不食"，佛教的准确说法为"过中不食"和"不非时食"。这里的"午"，并非12时辰制中的午时，而是指正午时分即"可丁可卯"的12点整。按赵朴初先生的解释，为了珍惜居士供养和有利于清心寡欲，佛教徒一天只在正午前吃一餐。原因一是比丘的饭食是由居士供养，每天只托一次钵，日中时吃一顿，可以减少居士的负担；二是过午不食，有助于修定。"

茶羹：佛教徒诵经不能打瞌睡，为了提神可以喝茶。那时人们饮的茶并非清茶一杯，而是茶羹一盏。茶里要放葱、姜、枣、橘皮、（食）茱萸和薄荷等物一起煮后才吃。别的不提，单说大枣，从现代食物血糖生成指数看，它比葡萄糖还高，多吃俩枣也扛饿。

代茶饮：除了茶羹，还有"代茶饮"给僧人吃，内含黄芪、茯苓、葛根、薏苡仁、通草、干姜、桑根白皮、鼠粘根、生干地黄、枸杞根、忍冬、菝葜、麦门冬和萎蕤14味，这14味都先捣碎，再在炭火上烤出香味、臼中捣成细末，吃之前加上少许盐、橘皮、荜茇等煮熟，"煎以代茶"。这方子里，茯苓、葛根、薏仁中的碳水化合物含量都不低，多吃几盏也扛饿。

药食：另外，据赵朴初先生说："我国汉族禅宗僧人从古有自己耕种的习惯，由于劳动的缘故，晚上非吃东西不行。所以在多数寺庙中开了过午不食的戒，但是被视为'药食'。"可见，佛教的"过中不食"也有灵活变通处。

"过午不食"要义是过午少食

多位医家认为，"过午不食"并非过午禁食，而是少食，"早饭可饱，午后即宜少食，至晚更必空虚"；"古乐府云：晚饭少吃口，活到九十九"；

但诸医家多反对吃夜宵，"至于夜食尤当屏绝"。早在唐代，医家王焘就反对夜食："人至酉戌时后，不要吃饭。若冬月夜长，性热者须少食"。酉、戌时相当于现代17到21点，也就是说，晚上9点之后最好不再进食，即使吃也要少吃。

饮食有节才是正确的养生方式

古人养生强调："食饮有节，起居有常，不妄作劳，故能形与神俱，而尽终其天年，度百岁乃去。"其中的"食饮有节"就包括进餐定时、定量和五味调和等。过午不食行不行？不行！传统中医在餐制和食量上和现代营养学不谋而合，都强调每顿少吃但多吃几顿："食欲数而少，不欲顿而多"。食物总量要控制，"每日饭食只宜八分，不可尽量"；饿过头了再吃就很容易超量，"恐觉饥乃食，食必多"。

正确的做法是定时进餐，每餐少食，"常如饱中饥，饥中饱。"

红酒可以预防心脏疾病吗

景小凡　殷杰／四川大学华西医院

葡萄原产于亚洲西南小亚细亚地区。在公元前 4000 年左右的美索不达米亚文明初期，人类就已经能够酿造葡萄酒。如今，葡萄酒已经成为人们餐桌上常见的饮品，还被称为是"永远的酒"。1992 年，在哥伦比亚广播公司的一期电视节目《法兰西之谜》中，将法国人的爱吃高脂肪、高糖食物，而心血管疾病的发病率却全球最低，归结为法国人爱喝葡萄酒。

著名的"法国悖论"也催生出了"喝红酒能减少心血管病"的概念。然而，随后发现那些证实这个观念的一系列研究存在夸大或失真的情况，而红酒也变成了含酒饮品中的"绯闻明星"。

喝了红酒能软化血管的理论是从哪儿来的

红酒拥有漂亮的色泽，独特的香味，每升红酒中有 1~5g 的酚类化合物，红酒中的多酚类物质（没食子酸、儿茶素、槲皮酮、原花青素、白藜芦醇）能抑制低密度脂蛋白氧化、抑制血小板凝结，从而防止粥样硬化，降低心血管疾病的发病率与死亡率。其中最重要的是白藜芦醇。

白藜芦醇存在于葡萄皮、花生、桑葚等 72 种植物中，在葡萄中的含量是最高的，它是葡萄藤为了抵御霉菌入侵时，产生的一种植物抗毒素。白藜芦醇不溶于水，无法被人体吸收，但它溶于酒精。白藜芦醇具有抗血小板凝结、调节脂质代谢、血管松弛效果以及保护心脏、调节雌激素等作用。

所以喝红酒真的有效吗

一项动物实验中白藜芦醇使用的剂量在 250~500mg 之间，该剂量在小鼠动脉硬化的试验中起到很好地预防作用。换算到人体的话，每天白藜芦醇的摄入量至少为 2g。红酒中的白藜芦醇含量在 1~16.3mg/L，而一瓶葡萄酒的容量为 750ml，所以若要达到有效剂量，需喝到 120~160 瓶才行。

另外一篇研究提示白藜芦醇在人体内的生物利用度极低，一个人每天需要至少饮用 60L 的红酒才达到有效剂量。也就是说就算天天在红酒浴中遨游，也不能带来可观的心脏好处的。

法国悖论到底是怎么回事

"法国悖论"的出现有着不能忽视的因素：法国当地以蔬菜水果、鱼类、五谷杂粮、豆类和橄榄油为主的地中海饮食结构为主。地中海式饮食尤其强调：适量、平衡的原则，健康的生活方式，乐观的生活态度，坚持适量运动。这与他们的心血管健康才是大大相关的。

白藜芦醇的安全性和可行性如何

目前所有的研究都停留在动物实验和体外实验中，白藜芦醇的概念就像一个"神奇的子弹"，受到了科学家们的广泛关注。然而临床试验表明，这种多酚没有实质性影响健康状况和降低死亡风险的作用。基于流行病学和体内试验的不足，人类年龄、个体之间的差异、新陈代谢、微生物群、和葡萄酒在生产过程中复杂的化学反应，"红酒预防心脏病"的研究还处于探索阶段。

目前动物实验采用的都是高浓度的白藜芦醇，然而如果我们通过直接饮用葡萄酒的方式来摄入白藜芦醇的效果不得而知了。而且，有研究表明，服用极低剂量的白藜芦醇补充剂，可能出现腹泻、肌肉痉挛、食欲减弱等不良反应。

适度饮酒到底好不好

都说喝酒要适量，适量饮酒是多少？在 2016 年英国卫生部推出的饮酒指南建议：不要一次性过量饮酒，大量饮酒会增加事故、伤害和慢性疾病的风险。为了健康风险最小化，民众每周饮酒量不宜超过 14 个单位。这 14 个单位酒精尽量平均分在 3 天喝。

14 个单位酒精含量表

酒精度	容量	种类	饮酒量
13%	750ml	红酒	1+1/4 瓶
3%	330ml	啤酒	11 罐
50%	500ml	白酒	1/2 瓶

可能大家会说国外的不一定适合国内，在 2016 年中国膳食指南也给出了建议：成年男性和女性一天最大饮酒的酒精量不超过 25g 和 15g，相当于下表剂量：

种类	15g 酒精	25g 酒精
啤酒	450ml	750ml
葡萄酒	150ml	250ml
38% 酒精度白酒	50ml	75ml
高度白酒	30ml	50ml

然而这个"适量"仍然可以导致多种疾病的风险明显增加。例如，口腔癌和咽癌的风险可增加82%，食道癌风险增加39%，喉癌风险增加43%，乳腺癌风险增加25%，原发性高血压风险增加43%，慢性胰腺炎风险增加34%，肝硬化风险增加1.9倍。

其他的如结肠癌、直肠癌、肝癌风险也有小幅增加。只要饮酒就会增加乳腺癌的发病率和房颤的产生。饮酒并没有绝对安全量，建议为了健康应该尽量少喝酒甚至不喝酒。

另外，饮酒会导致摄入更多能量，在饮酒时常常配以其他美食，加上 100ml 的红酒产生至少 70kcal 的能量，很容易就摄入过量。如果控制不住，对身体健康就弊大于利了。

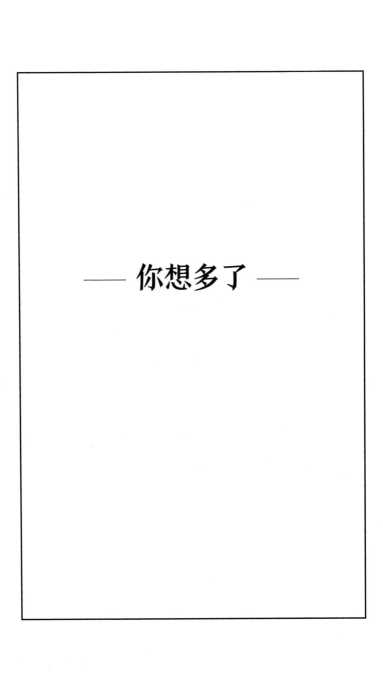

—— 你想多了 ——

摸黑玩手机，眼睛会突然失明吗

游玉霞 / 北京同仁医院

大家应该经常能看到这样的文章，类似"睡觉前玩手机小心眼睛得眼癌""睡觉前玩手机小心失明"，看完后吓一跳，然后继续心惊胆战地玩手机。

那么，睡觉前关灯玩手机，对眼睛的伤害真的有这么大吗？

先不说睡觉前，我们先来看看平常玩手机，对眼睛都会有些什么影响呢？

现在有很多人眼部的不适，都是和过度用眼，尤其是长时间使用手机有关系。大致可以用一个疾病来概括，就是视频终端综合征。

这个疾病，简单来说就是一系列和使用电脑、手机等视频终端相关的眼部和视觉问题，包括眼睛干涩、刺痛、酸胀、畏光流泪、频繁眨眼、视物模糊、视力不稳、视物变形、复视、眼皮沉重感等眼部不适和头痛、眩晕、食欲不振、记忆力下降、颈肩腰背酸痛、关节功能障碍等全身症状。

看晕了吧，就是要吓吓你们，让你们知道看太多电子屏幕有多少不适在等着你。

比如就有研究表明，很多人在使用电脑 1 小时后就可能出现视物模糊、眼胀、眼痛等视疲劳症状，并且视疲劳程度和使用视频终端的时间显著相关。手机的屏幕比电脑更小，一般我们看的距离会比电脑更近，因此眼睛的负担其实更重。

除了上面这些，睡觉前关灯玩手机还会有什么危害呢？

首先，关灯后玩手机，和日常玩手机相比，最主要是光线对比反差过于强烈，更容易导致眼睛干涩、酸胀等干眼和视疲劳症状。还可能导致近视度数的增加，尤其对于眼球仍处于发育中的青少年影响更大。

其次，在暗光的情况下瞳孔会变大，对于一些本身前房角就比较浅的人，有可能会诱发房角关闭，眼压急剧升高，引起急性闭角型青光眼的发作。这是一种很严重的疾病，可能对视力造成很大的损害，最严重的还可能导致失明。

还有一种比较常见的情况，就是出现暂时性的看不见或看不清楚，主要表现为在黑暗中长时间玩手机后，一只眼睛能看到东西，另一只眼睛却看不到或看不清东西，要过一段时间才能慢慢适应暗环境。这个主要与用手机的习惯和人眼的暗适应有关。

晚上用手机，很多人都习惯于侧躺着用一只眼睛来看，另一只眼睛闭着，或者可能被枕头或被子遮挡。这时如果突然关闭手机屏幕光线，在黑暗的情况下，可能会发现之前看手机的那只眼睛可能什么都看不到，另一只眼睛却可以看到。

其实这是人眼的暗适应。平时我们从亮的地方走到暗处时，也会有这种感觉，觉得眼睛什么都看不见了，需要适应一段时间才能逐渐看到暗处的东西。

我们人眼的感光细胞分为视锥细胞和视杆细胞。亮环境下，视锥细胞来感光。在强光刺激下，视网膜中的视锥细胞立刻可以投入工作，因此从暗处到亮处，我们虽然会觉得刺眼，但是总在瞬间能看清物体，这个过程叫明适应。暗环境下，视杆细胞起作用，其可以生成对弱光敏感的视紫红质，大大提高人眼的对光敏感度。

晚上关灯后用手机，如果是一只眼睛在看，在关闭屏幕光线后，就等于这只眼睛需要进行暗适应才能看清东西，而另一只眼睛由于闭眼或被遮挡本来就处于暗环境中，已经完成了暗适应，因此就会产生一只眼睛能看见，另一只眼睛看不见或看不清，需要过段时间才能都看见的现象。

除了暗适应，也有文献报道，长时间暗光下玩手机，可能会对感光细胞产生一些影响，从而出现视力下降，不过基本是可逆的，一般在过一段时间后，眼睛的视觉功能可以得到恢复。

因此，从护眼的角度来看，不建议躺着玩手机，尤其是关灯玩手机。

如果一定要玩，请注意以下两点：

注意光线

很多人建议把手机调成夜间模式，因为觉得手机屏幕过亮，与环境对比度过大，会让眼睛造成疲劳。但是我不是太赞同。

我觉得手机屏幕还是要保持正常亮度，最好是能开个阅读灯 / 夜灯，这样使得手机屏幕与环境的对比不太大就可以。因为手机亮度过暗，不仅有可能造成青光眼的发作，

谣言背后的健康真相2

而且会增加视疲劳。

双眼要同时看

尽量不要侧着玩，如果一定要侧着玩，注意不要压迫眼球，避免出现一直是单眼看手机的状态。最好是双眼差不多相同的距离在看手机，且眼睛不要离屏幕太近。

当然，最好还是睡前戒掉手机。不过，你们大概多半应该是做不到的。

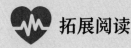

拓展阅读

关于手机的其他困扰，更多精彩内容请扫码阅读

★幽蓝色的威胁 - 手机蓝光辐射

空腹吃柿子会得胃结石吗

高洁 / 中国疾控中心营养与健康所
河北农业大学食品科技学院

肚子饿了吃东西是本能中的本能，而饿的时候差不多就是空腹了，可我们却总能听到很多说法，空腹不能吃这个，空腹不能喝那个，这些都是科学的么？

来，空腹饮食了解一下：

说法：空腹不能吃黑枣、柿子、山楂

这些果实中含有很多鞣酸（也就是单宁），会跟胃酸形成胃石。

真相是——这是真的，但有前提条件：生山楂（在树上的那种生，不是烹饪的生）、涩柿子、大量黑枣。

我们吃到涩涩的味道就是鞣酸（也叫单宁酸），它会跟胃酸以及果实中的果胶等在胃中形成硬块。曾有学者在体外用胃液做过实验，在胃液中加入咀嚼过的不成熟的山楂团，15 分钟即可成块。不只是空腹不能吃生山楂，满腹也不行，有很多病例报道是在食用了大量高脂肪、高蛋白食物后又吃山楂助消化，结果反而发生了胃石。因此，对于胃蠕动较差、胃酸较高的人来说，还是尽量避免空腹或高蛋白、高脂肪饮食后立即吃山楂、黑枣、柿子等富含鞣酸的水果。

当然，现在大部分柿子的品种都是脱涩的，对于健康人来说，空腹吃也不用过于担心。换句话说，少量黑枣、熟透的山楂、甜的柿子还是可以随时随地适量摄入的。

说法：空腹不能吃香蕉

香蕉中富含镁离子，会使血液中镁离子浓度快速升高，影响心脏功能。

真相是这样的：首先，镁是人体必需的微量营养素之一，不能过多，也不能缺少；其次，跟其他水果相比，香蕉的镁含量是很丰富的，但跟一些粮食、蔬菜相比，就很普通，并不是什么高镁食物；再次，作为普通的食物，而不是微量营养素补充剂（如钙片、维生素 C 等），是不会给身体对营养素的吸收造成多大困扰的，血液自己也会做一些微调，微调的阈值估计能覆盖到你被香蕉撑死的量。

说法：空腹不能喝牛奶

伴随这个说法的，有两个原因，一是空腹喝牛奶会引起腹泻、胀气；二是空腹喝牛奶会影响蛋白质吸收，喝了等于白喝。

真相是这样的：

1. 喝牛奶的确可能会引起腹泻和胀气，却并非由于空腹，而是因为乳糖不耐受。有一部分人，特别是亚洲人，当然不仅限于亚洲人，他们只有在婴幼儿时期体内才有专门用于消化牛奶中乳糖的酶。随着年龄的增长，这个酶逐渐从体内消失，不再对乳糖进行消化。然而，人类肠道中的一些常规菌群却具有消化乳糖的能力，于是没有被人体本身成功吸收的乳糖，成了肠道菌的食物，这些菌利用乳糖兴风作浪，就导致了人体的腹泻或胀气。所以说，牛奶导致的腹泻、胀气，并不能归咎于空腹饮用。当然，对于乳糖不耐受的人来说，空腹饮用可能会有更明显的症状，毕竟菌群会在空腹的时候更闲。

2. 牛奶是优质蛋白质的重要来源，于是就有人提出，空腹喝的话，由于饥饿，牛奶中的蛋白质会变成能量被消耗掉，耽误吸收。其实大可不必担心，如果你的身体已经这么需要能量了，那你自身的蛋白质也可能被调动起来消耗掉啊，那不是更吃亏了。更何况，牛奶里也是有碳水化合物的，非脱脂乳更是还有脂肪，甚至都高于蛋白质的含量。因此，如果你幸运的没有乳糖不耐受，饿了就放心地喝奶吧。

说法：空腹不能喝酸奶

是不是基因中缺了编码乳糖酶的那个，才让你们面对奶产品时如此小心谨慎，让酸奶也"光荣上榜"。对于酸奶的担心，是其中有益菌的活力问题，空腹喝酸奶会导致胃酸杀死有益菌，损害了酸奶的营养价值。

真相是这样的：胃酸的 pH 基线大概是 1~2 左右，所谓基线就是指差不多空腹的情况下。随着进食，胃酸 pH 升高，能到 4~5 左右，然后随着食物排空，又回到基线的数值。胃酸 pH 在 4~5 的时候，确实对有益菌的伤害更小一些。可是，我们能指望酸奶提供的主要还是奶这部分的营养和酸这部分的质地口感，非常遗憾，活菌并非酸奶的强项。因此我们需要持有的态度其实应该是，活菌，得到了最好，没有也不纠结。

即使酸奶中的菌在通过消化道时有所折损，它们丰富的代谢产物还是可以得到很好地吸收。需要补充活菌的人，建议直接用菌粉等有益菌制剂，这才是更明智的选择。此外，值得一提的是，空腹喝酸奶，更加应该注意的反而是酸奶的"凉"，大部分酸奶都是冷藏储存的，如果胃肠比较脆弱敏感，可以等酸奶恢复到室温再饮用。

说法：空腹不能喝蜂蜜水、盐水

这大多争论的是早上起来第一杯到底应该喝什么水。白水？生理盐水？蜂蜜水？

真相是这样的：早上醒来，不管你嘴巴渴不渴，身体都是很缺水的。在一夜的睡眠中，身体在以呼吸、出汗、排尿的方式持续排水。根据测算，睡眠 8 小时，排水450ml。这也使得早上的血液黏度很高，对于"三高"人群来说，有很大的潜在风险，所以非常需要水的稀释，蜂蜜那么黏，自然不适合再添乱了。不仅如此，早上起来的时间，还是血压上升最快的阶段，此时血管对盐十分敏感，一杯盐水下去，血管收缩更加剧烈，能够起到非常好的火上浇油的作用。那么，不用说也知道了，早上第一杯最好的饮品，就是白开水。

说法：空腹不能饮酒

这是真的。空腹饮酒会刺激肠胃，加重肝脏负担，容易引起高血压等。还有动物实验研究发现，长期餐前饮酒的小白鼠大脑海马齿状回的颗粒下区会受到损伤。

空腹饮食的一些小贴士就总结到这了，上面提到的这些情况，当然并不是百分之百会发生，而是针对大多数人的大多数情况来讲的。要想避免饮食不当的情况发生，除了注意进食的时间和种类以外，更重要的是让自己有个强健的体魄，身体倍儿棒，才能吃嘛嘛香。

 拓展阅读

关于食物怎么吃更营养的问题，更多精彩内容请扫码阅读

★牛奶能不能空腹喝

★胡萝卜炒着吃才好？

催熟的水果会导致性早熟吗

李清晨 / 哈尔滨市儿童医院

一则 4 岁女孩吃自家催熟草莓导致性早熟的新闻，又让不少家长对草莓这种水果产生了不信任，继给"黄瓜使用避孕药"的假新闻之后，草莓这种水果也将被这种不负责任的言论毁掉么？令人不解的是，虽然催熟草莓可导致小儿性早熟的新闻早在几年前就出现过好几次，但学术期刊上并未见任何一个个案报道，也没有任何相关专业人在公开的学术场合将草莓列为导致性早熟的病因，那么这种煞有介事的新闻为何又屡屡见诸报端呢？

如果我说某妙龄少女漫步在花丛中，由于大量花粉飘进裙底导致该少女怀孕，各位看官一定觉得我是在胡扯，但诸位如果读完此文，我相信您也一定会认为催熟草莓可导致性早熟这样的说法跟我的胡扯其实有异曲同工之妙。

我们不妨先以女性为例，看看正常的性成熟过程大致是怎么样的。

宏观上女性从儿童到成熟女人的过程，也是微观上下丘脑 - 垂体 - 卵巢轴功能发育成熟的过程。这其中以青春期最为关键，世界卫生组织将青春期划定为 10~19 岁，其实这种划分并无截然界限，可因遗传、环境、营养等条件影响而有个体差异。

女性进入青春期后由于下丘脑分泌和释放促性腺激素释放激素，激活垂体分泌促性腺激素，使卵巢发育与性激素分泌逐渐增加，引起女性发生一系列变化，包括外生殖器由幼稚型变为成人型，阴道长度及宽度增加黏膜增厚并出现皱襞，子宫增大输卵管变粗，乳房开始丰满，出现阴毛腋毛，皮下脂肪增多渐渐出现女性体态，还有一个重要的标志就是月经来潮。经过青春期后女性始进入性成熟期（此期大约历时 30 年）。

由是我们可知，促发女性开始性成熟的关键因素便是激素，但这种激素与靶器官（被激素选择性作用的器官如同靶子，故称其为靶器官）之间存在一种十分精准的对应关系，从下丘脑到垂体到卵巢再到子宫乳腺，每一过程都有十分复杂的步骤。反过来说，靶器官也只能被特定的激素刺激，这种关系类似锁钥，因此一个外来户想凭空插一脚难度是极大的——人类付出了极大的努力才能设计出可以用于干预性发育过程的种种药物。同样的，人类破解植物体成熟的过程也经历了千难万难，应用植物催熟剂也只能改变植物的成熟进程，对动物体毫无作用。因此，给黄瓜应用避孕药，可以使黄瓜保持顶端花朵以装嫩，和吃催熟草莓导致女孩性早熟一样属于无稽之谈。前者的真相是对黄瓜涂抹了"防落素"这种植物激素（对人体的性发育毫无用处），而新闻中女孩性早熟的原因，可就不是一句两句能说清的了。

从定义上来说，女童在 8 岁前（男童在 9 岁前）呈现第二性征(乳房发育等)，或 10 岁前来月经即可诊断性早熟。按这个诊断，4 岁女孩就来月经当属性早熟无疑，那么，可能的原因又是什么呢？

绝大多数家长面对性早熟这一诊断时，第一个问题往往不是如何治疗，而是问：是什么导致的？ 一个负责任的医生的理性回答，在多数情况下应该是：对不起，不知道。

绝大多数女孩的性早熟在现今条件下找不到器质方面的原因（男孩则相反，80% 以上是器质性的），少部分由于卵巢肿瘤等因素导致的性早熟，其相关肿瘤究竟是因为什么发生的，还是搞不清楚。可以这样说，这些家长最着急知道的，恰恰在通常情况下是最没必要的，因为明确诊断之后，最重要的乃是如何治疗。

性早熟的治疗目标为抑制过早或过快的性发育（而非完全扭转），防止患儿或家长因性早熟所致的相关社会或心理问题，改善因骨龄提前而减损的成年身高。但并非所有的性早熟的孩子都需要治疗，对于没有器质性异常，经系统相关检查预测其成年身高不受损或对成年身高影响不显著者，不需药物治疗，只需动态观察，定期复诊。其余的情况，则需要包括口服药物及手术在内的综合治疗。

既然在病因方面彻底遏制性早熟已属不可能，那么，作为家长就应该明确性早熟早期发现和及时处理的重要意义。如果发现女童乳房发育、月经来潮、出现外阴分泌物，男童睾丸增大等发育异常的表现，都应尽早求治，以期将性早熟对患儿造成的伤害降到最低。

媒体上频繁出现的某种食物会导致性早熟的报道，绝大多数都属于胡咧咧，如果抱着宁肯信其有的心态，这也不吃，那也不碰，搞不好将会给孩子造成比性早熟更大的危害——营养不良。

至于某些所谓的"滋补品"，虽然它们未必会引起性早熟，但这类东西对小儿的成长并非必要，离这些玩意儿远一些，倒不失为明智之举。

最后，那种在临床上相对较少的，确实应该避免的一类性早熟，不如说是由于意外，比如小儿误服避孕药，误用含有激素的成人化妆品及外用药物。因此，上述这些东西，家长还是保管到小孩够不着的地方吧。

"喝茶不洗杯，阎王把命催"，果真如此吗

钟凯／科信食品与营养信息交流中心

茶是仅次于咖啡的大众饮品，如果你喝茶，一定会注意到杯子、茶壶壁上留下的深褐色茶垢。

爱喝茶的人将这些茶垢称为"茶山"，就像古董上的包浆，"无茶三分香"是收藏价值的体现。

但传言说茶垢里面有很多重金属，还有亚硝酸盐，如果不清洗掉可能会危害健康，甚至有"喝茶不洗杯，阎王把命催"的说法。

茶垢到底是什么？会不会有害健康呢？

茶垢到底是什么

曾经有观点认为茶垢是碳酸钙或碳酸镁沉淀（水垢）吸附了茶黄素、茶红素等色素，另有观点认为茶汤表面形成的漂浮物是茶叶表面的蜡质，但这都不对。

实际上，茶垢的主要成分是茶多酚，少量金属离子参与了茶垢的形成。茶垢是茶多酚在空气氧化作用下产生的聚合物，因此主要在水线附近形成并附着在容器的内壁上。

由于绿茶的多酚类物质更多，因此它更容易形成茶垢，而经过深度发酵的红茶、黑茶的茶垢比较少一些。

研究显示，随着时间的延长，茶垢中聚合物的分子量逐渐增加，这意味着多酚的聚合反应还在缓慢进行。因此茶垢时间越长，越不容易去掉是有道理的。

隔夜茶里有重金属吗

隔夜茶的茶汤表面常常有一层带有金属光泽的"油膜"，会让人误以为其中有某种重金属。从茶汤中沉积下来的茶垢转身就释放重金属到茶汤里面，这本身就不符合逻辑。

其实这层膜的成分和杯壁上的茶垢并无明显差异，也是以茶多酚聚合物为主，不过它确实含有少量金属离子。据元素分析显示，茶垢的绝大部分成分是碳、氧元素，来自多酚聚合物，也有少量钾、钙、镁、铝、锌、硒等元素。金属元素主要以不溶于水的碳酸盐或氢氧化物的形式存在，其中钙元素是茶垢形成的主要促进因素，主要来自泡茶的水。铅、砷、镉、汞等重金属污染物并不是茶垢的主要金属元素，因此喝茶之人不必担心。

如何减少茶垢

首先，喝完茶及时清洗是减少茶垢沉积最有效的方法，如果总是泡隔夜茶，我也帮不了你。当然，隔夜茶也可以喝，并不会有亚硝酸盐的问题。

其次，在碱性条件下茶多酚的氧化速度加快，增加茶垢的形成，因此泡茶的时候放一片柠檬可以减少茶垢的形成。

国外有研究者发现，一次泡一袋英式红茶形成的茶垢比一次泡两袋的还多，一次泡五袋竟然不形成茶垢，这很可能是因为茶叶中的多酚让茶汤的 pH 下降。

再次，钙离子是形成茶垢的关键因素，它促进了茶多酚的氧化反应，同时在聚合过程中起到了交联作用。所以水越"硬"，茶垢越多，通常来说地下水的硬度大于地表水，用纯净水泡茶形成的茶垢则会少很多。如果用自来水泡茶，可以将水彻底烧开几分钟，其中的钙、镁会形成碳酸盐水碱，减少茶垢形成。

最后，茶垢的生成量还取决于茶汤与空气接触的面积，因此大口茶杯形成茶垢的量会更多一些，茶杯盖上杯盖也可以减少茶垢形成。

　　好了，看完这些，你以后是不是可以理直气壮的不刷杯子啦？如果一定要刷，千万别把你爸、你爷爷茶壶里的茶山给搓没了，要不然，哼，等着跪搓衣板吧！

"小三阳"更容易变成肝癌吗

邹静怀 / 复旦大学附属中山医院

通常医生是通过抽血化验"乙肝两对半"来检查乙肝感染的情况，化验报告由上至下一般包括 HBsAg、HBsAb、HBeAg、HBeAb、HBcAb 五项。大家经常说到的"大三阳"是 1、3、5 三项呈阳性（＋），而"小三阳"是 1、4、5 三项呈阳性（＋）。当然还有很多其他组合的阳性结果，留待下回再表，这里只说说大家最关心的"大三阳"和"小三阳"。

对外人："大三阳"比"小三阳"传染性更强吗

大家印象里往往觉得"大三阳"比"小三阳"传染性更强，其实乙肝病毒携带者的传染性是由其体内病毒复制的活跃度决定的，这可以通过抽血化验 HBV-DNA 进行判断。

一般来说，"大三阳"患者 HBV-DNA 阳性比较多见，表示体内病毒数量很多，复制活跃，传染性强。

"小三阳"患者 HBV-DNA 阴性比较多见，表示体内病毒复制受到抑制，传染性相对较弱。"小三阳"通常是从"大三阳"转变而来的，患者通过自身免疫或者药物治疗产生了一定程度的免疫力，故传染性也随之降低。

但也有例外，有部分"小三阳"患者感染的乙肝病毒发生了变异，表现为肝功能反复异常，血清转氨酶波动，HBV-DNA 出现阳性，这类"小三阳"患者也具有较高的传染性，切不可掉以轻心。

还需要说明的是，就算 HBV-DNA 阴性也并不能说明不再传染了，只要乙肝患者体内有乙肝病毒的存在，就仍有一定的传染性。所以，无论是"大三阳"还是"小三阳"患者，定期随访肝功能和 HBV-DNA 都是非常重要的。

对自己："大三阳"和"小三阳"哪个更容易生肝癌

这里强调另一个需要乙肝患者注意的问题，除了传染性之外，我们更需要关注乙肝患者肝脏受损的程度。

可以这样说，传染性更多提示的是对别人的危害，而肝脏受损程度才反映的是患者自己病情的严重状况。肝脏受损程度越严重，发生肝硬化和肝癌的风险越高。

之前提到的 HBV-DNA 只是检查乙肝病毒的复制量，但 DNA 复制程度的大小并不代表肝脏实际损害的程度。DNA 复制程度高，有可能肝脏并没有发生严重的炎症；相反，DNA 复制程度低，肝脏却可能已经发生了炎症和纤维化。

肝脏穿刺活检才是判断肝脏炎症和纤维化程度的金标准，无论是欧洲还是我国最新版的《慢乙肝感染管理指南》都越来越强调对于肝脏疾病进展的评估。但考虑到创伤性检查的接受程度低，且存在出血、感染等并发症的风险，所以目前指南越来越推荐采用无创检查方法（如肝脏瞬时弹性硬度测定）来代替肝穿刺活检，判断肝组织损伤的严重程度。

很多人都觉得"小三阳"比"大三阳"好，因为病毒少一些，传染性小一些，但慢性乙肝患者大多又都听过"小三阳"更容易转变成肝癌这种说法。

其实两种观点都有道理也都太过绝对。确实，肝癌患者中"小三阳"的比例比"大三阳"要高得多，一方面有基数大的原因，乙肝人群中"小三阳"的数量本身就远远多于"大三阳"；另一方面，"大三阳"患者因为传染性强，重视程度高，所以随访积极、治疗及时，而很多"小三阳"

患者长期病毒稳定，症状不明显，但其中有部分患者的肝脏已经发生了炎症破坏甚至肝硬化，等到症状出现时很可能已经发展成肝癌。

所以，除了 HBV-DNA 检测病毒外，乙肝患者还需要随访肝功能和肝脏瞬时弹性硬度测定来了解肝脏受损程度。另外，超声可以判断有无肝硬化、早期发现肝癌结节，血清甲胎蛋白（AFP）可以作为肝癌的肿瘤标志物进行早期筛查。

总结："大三阳"和"小三阳"患者如何随访

无论是"大三阳"还是"小三阳"，至少每半年需要随访一次，化验肝功能、血常规、AFP、乙肝两对半、HBV-DNA，再做一个肝脏超声，必要时进行肝脏瞬时弹性硬度测定甚至肝脏穿刺活检。

如果是正在接受乙肝抗病毒治疗的患者，则肝功能、HBV-DNA 的随访频率需增加至三个月一次，另外还需加验与抗病毒药物副作用相关的肾功能、肌酸激酶等指标。

乙肝的传播是通过体液进行的，患者的血液、唾液、精液、乳汁、宫颈分泌液、尿液都具有传染性，日常的密切接触是有可能传染乙肝的，要注意做好阻断传染的措施，请提醒身边的家人、朋友及时接种乙肝疫苗来预防感染。

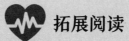 拓展阅读

关于乙肝和疫苗的话题，更多精彩内容请扫码阅读

★查出乙肝小三阳，该怎么办？

★乙肝疫苗滴度不够，该咋办？

酒店的毛巾、马桶、公共更衣室会传染性病吗

董禹汐 / 中国医科大学附属第一医院

不少人都有这样的担忧，公共环境，尤其是比较私密的但又被重复利用的设施，比如酒店的毛巾、被褥、马桶、水杯，公共浴室、更衣柜、浴袍等，会不会存在清洗或消毒不彻底，传染性病的可能？

这样的困扰当然不是毫无缘由产生的，酒店偶尔会被曝出床品、浴品清洗不力的负面新闻，公共浴室甚至无需任何爆料，大家也会对"密切接触"的物品有所忌惮。

为了应对这种局面，甚至出现了"旅行酒店隔脏睡袋"这样集大众智慧的发明。

在皮肤性病科的诊室，偶尔见到发现某项"性病"阳性指标来就诊的患者，当问及"这病是怎么得的？"的时候，医生看看患者身边的家属，沉吟道："可能你去洗浴中心洗澡，内裤不小心放在污染的柜子里了……"

但真相真的是这样吗？

医生这么说，是为了社会和谐，避免造成家庭矛盾。"性病"之所以叫性病，当然是通过性行为传播的可能性最大，其次是血液传播或母婴传播。

有没有那么一点点可能，是通过共用环境传染的呢？

我们先来看看常见的性传播疾病有哪些：

★梅毒：由苍白螺旋体所致。

★淋病：由淋病奈瑟菌所致。

★艾滋病：由 HIV 病毒所致。

★尖锐湿疣：由人类乳头瘤病毒所致。

★生殖器疱疹：由单纯疱疹病毒所致。

★滴虫性阴道炎：由阴道毛滴虫所致。

★阴虱病：由阴虱所致。

……

所以，能否通过共用环境或物品传染，就要看这些细菌或病毒离开人体后的生存能力有多强。

假设酒店或公共浴室至少每24小时清洁或消毒一次，如果这些细菌或病毒离开人体能坚持存活24小时并且常规的洗涤、消毒、烘干对它们毫发无伤，那么我们则认为有传播的风险。

实际上它们生存能力如何呢？

★苍白螺旋体：在宿主外不易生存，煮沸、干燥、肥皂水以及一般的消毒剂，如苯酚、酒精等很容易将其杀死。

★淋病奈瑟菌：不耐干燥或低温，适合在潮湿、35~36℃、含 2.5%~5% 二氧化碳的环境中生长，在完全干燥的条件下 1~2 小时死亡，各种消毒剂均可以杀死淋病奈瑟菌。

★HIV 病毒：据美国疾病控制与预防中心（CDC）宣称"即使含高浓度的 HIV 血液或体液，干燥几小时，HIV 的传染能力会减少 90% 以上"，HIV 病毒几乎无法在体外存活。

★人类乳头瘤病毒（HPV）：能耐受干燥和低温，但只能在人体存活的组织细胞内以复制的方式进行繁殖，无法在体外的组织培养和细胞培养中生长，它在人体温暖湿润的环境下最易生存繁殖。体外加热 56℃以上 20 分钟、福尔马林、2% 戊二醛溶液可灭活。

★单纯疱疹病毒：对热和干燥敏感，在 50℃湿热环境下或 90℃干燥环境下 30 分钟即可灭活，对紫外线、X 线照射敏感，对消杀剂碘、过氧氯酸、甲醛敏感。

★阴道毛滴虫：生长的适宜温度为 35~37℃，离开人体，如在坐便器、内衣、浴巾及洗澡水中只能存活 45 分钟。

唯独阴虱，离开宿主 48 小时才不能存活，偶尔会因带有阴虱或阴虱卵的阴毛脱落，经马桶坐盖、床上用品、毛巾和内衣裤接触传播。它的消灭，需要对床单、毛巾、浴品煮沸，需要对马桶等进行认真仔细的消毒。

这样看来，大多数病原体，离开人体生存的能力都不强，而且酒店、公共浴室，对公用品都有标准的清洁、消毒流程和质量控制，因此，可以认为即便有相关残留，但传播的可能性并不大。

况且，这些病原体要有足够的活性、与皮肤容易感染的部位（破溃的皮肤表面、黏膜等）接触，才可能诱发疾病，如果出差需要住酒店，不妨先用创可贴等将皮肤破溃处保护起来。

担心和害怕，多半是由于对恐惧内容的不了解，看到以上信息，是否会对这些细菌、病毒离开人体生存的情况有了更清晰的认识？

性传播疾病不会通过酒店的毛巾、马桶、公共更衣室传播。

　　当然这并不意味着不鼓励大家注意共用设施卫生，毕竟身体是自己的，对共用环境保持警惕是好习惯，鼓励大家保持良好的个人卫生，但不必为此过度焦虑或陷入恐慌。

止痛药会上瘾吗

田丹 / 复旦大学附属中山医院

很多时候，疼痛是生病最显著的特征，小到一次磕碰，大到疾病晚期、术后、分娩等，这些疼痛不仅给机体带来不适，更重要的是严重影响患者的生活质量，给人以精神上的折磨。

严格来讲，慢性疼痛也是一种疾病，如同高血压、糖尿病一样，需要长期治疗控制。可是大家不禁要问了，使用止痛药会不会上瘾？为何有报道称有人因为过量服用止痛药而需要戒"毒"治疗？

止痛药并非都上瘾

可以很肯定地说，老百姓通过正规渠道购买到的非处方止痛药是不会导致上瘾的。这类药物常用来缓解感冒头痛、胃肠解痉以及肌肉、软组织和关节中度疼痛。耳熟能详的药物，比如对乙酰氨基酚、布洛芬、阿司匹林、消旋山莨菪碱片、双氯芬酸、萘普生等都属于这一大类。它们的止痛作用比较弱，没有成瘾性，不过使用过程中要当心它们的不良反应，如胃肠损伤、肝损伤等，往往副作用带来的弊大于止痛的益，需要在医生或药师的指导下合理使用。

另一大类就是处方药，包括部分非甾体抗炎药、解痉止痛药、阿片类止痛药、抗焦虑类止痛药。其中非甾体抗炎药（双氯芬酸钠缓释片、塞来昔布、吡罗昔康、吲哚美辛等）以及解痉止痛药（阿托品、溴丙胺太林、颠茄片等）没有成瘾性。

那么可能导致成瘾的止痛药只有阿片类止痛药和抗焦虑类止痛药。

阿片类止痛药：长期的临床实践表明，以止痛治疗为目的、常规剂量规范化使用的情况下，长期使用阿片类药物成瘾的现象极为罕见，只占 3/10 000。这类药物可分为强阿片类药物和弱阿片类药物，前者包括吗啡、哌替啶、芬太尼、羟考酮、丁丙诺啡等，属于管制药品，只有中重度、顽固疼痛，例如术后疼痛、癌痛才有它们的用武之地，病人用的往往是口服缓释片或者透皮贴剂，极少成瘾。

弱阿片类药物包括可待因、曲马多等，它们成为"止痛药上瘾"的替罪羊也着实冤枉，因为它们是非常弱的阿片受体激动剂，与吗啡、哌替啶相比，成瘾性非常小。加之曲马多本身就被设计成缓释片，一片100mg，每日不超过400mg是不易成瘾的。只是随着国内外滥用曲马多人数的增加，曲马多"摇身一变"成了吸毒人员的替代品。

抗焦虑类止痛药：常见地西泮、艾司唑仑等，缓解紧张性头痛效果较好，不过此类药物长期使用也容易产生耐受，需要增加剂量。停药时会出现戒断症状，比如失眠、焦虑、激动、震颤等。与巴比妥类镇静催眠药相比，本类药物的戒断症状发生较迟、较轻，规范使用的情况下，成瘾性低。

其他复方制剂：往往是同时包含一种以上止痛成分的复合剂型，如氨酚羟考酮片、复方磷酸可待因溶液、氨酚烷胺颗粒、索米痛片等。老百姓常说的索米痛片就含有四种药物成分，其中氨基比林和非那西丁这两种成分长期使用会有明显的不良反应，还可能造成机体的依赖性，同时也不适用于肾损伤的老年患者。总之，复方止痛药不可自行长期应用，如有必要应该遵医生建议，可以通过变换药物来解决长期镇痛的问题，决不能抱有侥幸心理，觉得成瘾性低，长期用用没关系。

药物上瘾究竟指什么

生活中对药物上瘾更多的误解在于三点，吃了药还是疼、一停药就浑身不适和长期用药剂量加大。

其实，药物上瘾指药物的精神依赖性，表现为对该药物的强烈渴求感和欣快感，出现反复的、难以自控的强迫性觅药行为和用药行为。吃了药还是疼表明患者的疼痛并未被良好控制，而提出"用药要求"或"自行增加药物剂量"的行为，这并非上瘾，因为患者服药不是为了追求欣快感，而是出于治疗的目的。

阿片类止痛药戒断后常出现精神痛苦、腹泻、流涕、起鸡皮疙瘩等症状，这些症状经常被描述为"一停药就浑身不自在"，这些不适可以通过医生指导、平稳递减药量的方式来避免。

长期用药剂量变大可以理解为身体"变得难伺候了"，药学上称为耐受性，表现为随着药物用药时间的延长，需增加用药剂量来维持原效果，不过耐受性不是成瘾性。

缓解疼痛是患者的权利

2017 年中国癌症统计年报数据显示，中国的癌症新发患者数量增加到 459 万，60% 的患者会在肿瘤治疗中出现疼痛，而疼痛的控制率仅为 30%。当人们还在为"上瘾"的可能惴惴不安时，其实大多数人正面临着疼痛折磨的窘境。疼痛带来的恐惧感比癌症本身还要严重，往往使患者丧失继续治疗的勇气。疼痛也越来越受到世界卫生组织的关注，WHO 癌症三阶梯止痛原则就是按照患者的疼痛程度和性质选用不同阶梯的止痛药物，为慢性疼痛患者带来了福音。

小贴士：服用止痛药要注意什么

药物相互作用：不建议和其他止痛药或者镇静催眠药同用，否则加重对中枢的抑制作用。另外，多数止痛药说明书中强调"不能同单胺氧化酶抑制剂合用"，这类药包括抗抑郁药、抗帕金森药、治疗结核病的药物等，一旦您发现正在使用这几类药物且有止疼的需求，请咨询医生和药师。

特殊患者的使用："千篇一律"不适用于所有患者，比如儿童的服用剂量就应该在说明书剂量的基础上相应降低；孕妇和哺乳期女性以及肝肾功能不佳的老年患者也要谨慎使用，建议咨询医生和药师。

戒酒：服用止痛药期间一定不要饮酒，一来酒精可能增强药效，二来可能损伤胃黏膜并加重肝功能损害。

好了，现在大家知道了，身体依赖并不是上瘾，精神依赖才是上瘾。阿片类药物其实没那么可怕！为避免耐受和上瘾的发生，应该尽可能综合应用辅助药物，以加强镇痛效果；同时建议交替应用不同类型的镇痛药物而不要长时间单用一种药物；当疼痛减轻后，应该逐渐调整药物剂量，用药的间隔时间也可适当延长；必要时还可以配合其他止痛手段进行治疗。

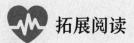 **拓展阅读**

药物不仅要会吃，更要懂得如何存放，更多精彩内容请扫码阅读

★把药放冰箱里更安全？

粗粮好处多，多吃也无害

董一诺 / 上海市第一妇婴保健院

都说孕妇是皇后，各种营养丰富的美味佳肴轮着吃。但总有一些孕妇"与众不同"。别人各种大补，她却三餐吃着糙米、玉米、番茄、黄瓜。因为她们戴上了妊娠期糖尿病的帽子。对于糖妈妈来说，孕期特别不容易，自从做了妊娠期糖耐量试验，大多就没敞开肚子满足地吃过饭。听说粗粮好，糖妈妈的孕期生活就与粗粮为伍了。到底为什么吃粗粮好？你真的了解粗粮吗？

什么是粗粮

粗粮，顾名思义就是粗糙的粮食，不过这个粗糙，可不是长的粗糙，而是指加工的精细程度。农作物，经过反复的加工、脱皮脱壳、打磨就加工成了精粮。比如说经常吃的白花花的大米、精面，就是精粮。纯天然、不加工或者简单加工，地里出来直接吃，比如说玉米、红薯等就是粗粮。所以，粗粮和精粮本是同一个东西，只是精粮以损失营养为代价，粗粮脱了几件衣服，换来了口感的细腻和外表的美貌，转身变成了精粮。

粗粮比精粮更加优秀吗

粗粮，特别是谷物，全身上下都是宝，不同的部位包含的营养成分也不一样。粗粮就好比给精粮白白嫩嫩的小身板穿上一层又一层的衣服，每件衣服都有自己的特色和功能，这些衣服虽然不美丽，但是功能强大。

谷物的"小外套"里富含多种维生素和矿物质，比如穿着衣服的糙米，经过加工精磨之后成了白白嫩嫩的大米，看上去"白富美"了，口感软了不少，不过所含的 B 族维生素只剩下原来的 1/4。除了维生素之外，精粮粗糙的外套里还富含膳食纤维。

所以，就营养价值而言，粗粮比精粮富含更多的 B 族维生素和膳食纤维。对于健康的生活方式，适当摄入粗粮对孕妈妈和普通人来说都有好处。但是粗粮虽好，控制食用的"量"是关键。

吃粗粮能降血糖吗

粗粮也是粮食，也有能量，如果以为吃粗粮就能降低血糖，那就大错特错了。放开胃口吃粗粮，血糖一样蹭蹭蹭地飙升。

为什么医生建议糖妈妈多吃粗粮呢？对于孕妇，特别是有妊娠期糖尿病的孕妈妈，我们所追求的是血糖的平稳，而粗粮的优势就是让血糖缓慢上升。吃粗粮就像是小火慢炖，血糖缓慢、持久地保持着一定数值，而精致的食物就像是大火快炒。

另一方面，粗粮特别容易产生饱腹感，有些孕妈妈平时要吃一碗白米饭才饱，换成糙米以后，可能吃半碗就觉得饱了，于是，吃得少了，自然也就容易控制血糖。所以说，吃粗粮并不会直接降低血糖，而是容易控制血糖的变化。

粗粮好处多，多吃无害处吗

既然粗粮是个好东西，我就只吃粗粮吧？粗粮虽好，不过吃多了还是有很多危害的。对于平时不怎么吃粗粮的孕妈妈来说，要循序渐进，逐步增加粗粮的量，否则容易引起肠胃不适，出现腹胀、腹痛、反酸等症状。如果一味多吃粗粮，甚至因此减少蛋白质的摄入，可能还会造成营养摄入的不均衡。过多的摄入粗粮，导致膳食纤维摄入过多，可能还会影响钙、铁等矿物质的吸收。

不管是将粗粮当成主食吃还是做菜吃，都需要减掉同等分量的主食，比如吃了二两红薯，主食就要去掉二两米饭，否则一顿饭就相当于吃了两份主食。

我国的居民膳食指南提倡每天吃 50~150 克全谷杂粮，美国的膳食指南提倡每天主食中至少有一半全谷物，吃到 100~200 克也可以。一般建议每日主食量是 250~400 克，如果全都是粗粮的话就属于过多了。平时粗粮吃得少的孕妈妈，可以从小量开始，慢慢减少精粮饭量，再吃粗粮去补充调节。也不建议用粗粮完全代替精粮，要粗细搭配食用。同时，吃粗粮的时候要记得多喝水，粗粮中的膳食纤维搭配充足的水分做后盾，才能保障肠道的正常工作。

粗粮怎么做才好吃

土豆、南瓜、红薯、红豆、玉米等全是粗粮；薯条、咸蛋黄焗南瓜、拔丝地瓜、红豆沙、爆米花，听上去好不好吃，诱不诱人？但这些都失去了粗粮的"优质外衣"。发挥粗粮本身的优势，要注意烹调方式。

粗粮加工原则：稍加工，少放添加物，拒绝油炸油煎，拒绝加入油脂、糖，越是保留粗粮原始面目的烹调方式越好。

推荐食用方式：杂粮粥；蒸红薯；用红豆、绿豆、芸豆炖排骨；用黄豆炖猪蹄；煲汤时加入糙米、玉米、薏米等，都是不错的选择。记住这些，可以获得更多粗粮的营养成分。

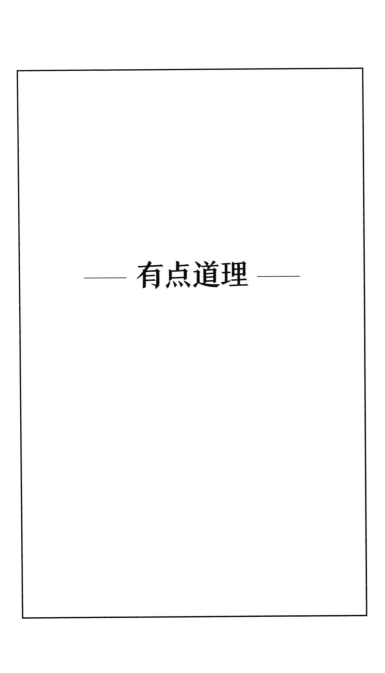

—— 有点道理 ——

吃了深海鱼油真能预防心血管疾病吗

陈罡 / 北京协和医院

作为热卖多年的保健品，试问那些出国旅游的朋友，在回国之前是不是都被家里的长辈叮嘱要带些深海鱼油回来，想当年秦始皇梦牵东瀛寻求长生不老药有多疯狂，现如今中华子孙垂涎"液体黄金"深海鱼油就有多疯狂。

和不老仙丹的传说一样，深海鱼油的神话起源于一个美好的故事

在山的那边海的那边住着一群因纽特人，他们的日常生活是耍狗、捕鱼、吃海豹，在那片寸草不生的冰原上，他们吃不到半点蔬菜水果。以至于他们的名字"爱斯基摩"，在印第安语中就是"吃肉的人"的蔑称。都说食肉者鄙，爱斯基摩人的心血管长得可不憋屈，虽然他们成天荤腥不离嘴，心脏病的风险却比注重健康饮食的北欧人民低得多。

丹麦科学家汉斯·奥拉夫·班不甘心地在爱斯基摩人的残羹冷炙中拨弄了半天，发现他们食用的这些高冷地带海洋动物的脂肪中含有大量的 ω-3 脂肪酸。正是它，降低了爱斯基摩人的心血管疾病风险。

ω-3 脂肪酸从此走上了保健品舞台的聚光灯下，其"深海鱼油"的美誉，更增添了物以稀为贵的神秘感。

现代人有多惧怕心脏病，ω-3 脂肪酸就有多诱人

但凡上了年纪的人，听多了广播里的高血压、高血脂，见过了邻居家的中风、心梗，更是体会到年龄在自己身上烙下的印迹，于是，为了远离"三高"，为了健康，一切只求"心安"。

那么，这种号称能保"心脏安全"的保健品，真的有那么神奇吗？

似乎还真不赖。

至少理论上，能够使人觉得深海鱼油能够改善心血管健康。ω-3 脂肪酸作为不饱和脂肪酸，摄入人体后能调和血脂成分，并且对血液有稀释效果，还能减少炎症发生，从而降低发生血栓和动脉粥样硬化的风险。

在一组研究，科学家给被试者提供富含 ω-3 脂肪酸的

鲑鱼饮食，食用 10 天后，健康人血中胆固醇降低 17%，甘油三酯降低 40%，而高血脂的人胆固醇降低 20%，甘油三酯降低 67% 之多。可以说是效果显著。

尽管存在不同的声音，此后还是涌现出了一批指向深海鱼油有利于心血管保护的研究。2014 年中国的数个专业委员会联合发布《心血管疾病营养处方专家共识》，指出深海鱼油与减少心血管疾病密切相关。2017 年美国心脏病协会发布的鱼油补充剂与心血管疾病预防科学建议指出，冠心病、中风和心衰的高危人群中，推荐补充 ω-3 脂肪酸。

为了预防心脏病，我们该补充多少深海鱼油

2010 年，《新英格兰医学杂志》发表了一项 ω-3 脂肪酸补充与心肌梗死预防的双盲对照研究，对 4 千多名既往心梗的高龄患者进行了长达 40 个月的随访。结果发现，每日补充 300~400mg ω-3 脂肪酸并不能降低进一步发生心血管事件的风险。

事实证明，要想效果好，必须补到位。就单纯降低甘油三酯的功效而言，FDA 也只批准了处方级别的高纯度深海鱼油（465mgEPA+375mgDHA）。

毕竟，目前也只有处方级 ω-3 脂肪酸有充分的临床证

据支持和安全性监测，而保健品店随处可见的膳食补充的 ω-3 产品多数属于低纯度级别，上市前更没有证明其安全性和有效性。这些货架上的 ω-3 产品由于生产过程和制作工艺上的不同，在 EPA 和 DHA 含量上变化差异很大，甚至在部分调查中还发现含有潜在的有害成分。

你就这么放心地买买买吗

当然，为了心血管健康，中国人也可以有钱任性地买价位高、纯度足的深海鱼油拼命往嘴里塞，但这么做真的就会带来好处吗？

《科学》期刊上发表的一篇研究给了这种想法一记响亮的耳光。研究人员发现，爱斯基摩人心脏病风险低，不光和他们耍狗、捕鱼、吃海豹的生活方式有关，他们中的几乎每一个人，都拥有其西伯利亚祖先涉及脂肪代谢的特殊基因突变。而这种基因突变只存在于 15% 的汉族人中。也就是说，我们中的大多数人合成和利用 ω-3 多不饱和脂肪酸的方式与那些冰原上的食肉者不一样。

一方水土养一方人，中华子孙继承了秦始皇渴望长寿追求健康的原始冲动，但你真的有充分利用深海鱼油的基因"本钱"吗？

专家有话说
泡沫塑料是鉴别优劣鱼油的"金标准"吗

张家瑜 / 首都医科大学附属北京潞河医院

在购买鱼油时，销售人员时常会做这样一个实验：拿出两个泡沫塑料碗，将某品牌鱼油和推销的鱼油分别滴入碗中，滴入某品牌鱼油的泡沫塑料碗并没有什么变化，而推销的鱼油迅速溶解泡沫塑料碗，很快就将碗溶解漏了。

销售人员称，人体血管内有很多垃圾，就像泡沫塑料，某品牌鱼油的纯度很低，而自己推销的鱼油纯度高，连泡沫塑料都能溶解，血管中的垃圾更不在话下。很多消费者看到实验觉得确有奇效，纷纷购买。

溶解泡沫塑料能够辨别鱼油的质量吗？能溶解泡沫塑料的鱼油就是好鱼油？

从鱼油的成分来看，含有的脂肪酸 EPA 和 DHA 都不具备溶解泡沫塑料的能力。能否溶解泡沫塑料取决于其加工方式。采用溶剂萃取法的鱼油通过酯化将鱼油提炼，鱼油中会有溶剂残留。鱼油中残留的溶剂能够通过相似相容的原理将泡沫塑料溶解。

采用蒸煮法、压榨法、淡碱水解法、酶解法和超临界流体萃取法等其他提取方法的鱼油，因生产过程中没有引入溶剂材料，因此很难将泡沫塑料溶解。

鱼油的优劣，主要取决于其中有效成分 EPA 和 DHA 的含量，这两种脂肪酸含量越高，鱼油质量和功效越好。所以，"能溶解泡沫塑料的鱼油才是好鱼油"明显是错误的。

抗生素就是消炎药吗

杜凌遥 / 四川大学华西医院感染性疾病中心

对于服用抗生素这件事，大部分人存在两种截然不同的看法。

一部分人，总担心吃了抗生素会有副作用，少吃甚至坚决不吃，美其名曰：把病扛过去。

还有一部分人，稍微有点不舒服就拿两颗抗生素来吃，美其名曰：赶紧把病压住！

其实，上面两种做法都不科学，不过从此可以看出，大家对熟悉的抗生素，其实还有很多的"不熟悉"，您别不信，看看下面的三道题目，您的回答是怎样的？

问：抗生素和消炎药是不是一回事？

答：好像是……但你这样一问，难道……不是吗？

问：吃了抗生素，病情好点了就可以停药？

答：那当然，是药都带三分毒嘛，何况是抗生素！

问：医生给孩子开抗生素的时候，你会不会犹豫不给孩子吃？

答：肯定是，孩子咋能随便吃抗生素呢，好多副作用哦！

看吧，三道送分题硬生生地被大家答成了送命题！

现在，咱们就来彻彻底底地了解一下抗生素吧。

什么是抗生素

抗生素，本意是指在高稀释度下对一些特异微生物有杀灭或抑制作用的微生物产物。而大家意识中的抗生素，其实是指抗生素中具有抗细菌活性的药物，以及同样具有抗细菌作用的化学药物、半合成 / 合成化合物，它们准确的叫法应该是"抗细菌药物"。

抗生素就是消炎药吗

抗生素真的不是消炎药，大家平时发烧感冒、头痛脚痛肚子痛吃的那些药，有的可能是抗生素，有的可能是消炎药，也有的可能是抗生素加了消炎药。

抗生素和消炎药最主要的区别体现在作用上：

◉ 抗生素：是专门针对细菌感染用的药物，可以抑制或者杀灭细菌。

关键点：抗生素一定要在有细菌性感染的时候才会有用。

◉ 消炎药：是对一大类具有降低炎症反应能力的药物的俗称，解决的是"红肿热痛"这些症状，比如感冒了发烧头痛，或者关节炎、痛风发作走不了路。

关键点：这些炎症症状不一定跟细菌感染有关系。

如何从药名发现抗生素

虽然知道了抗生素不是消炎药，可是面对药店里琳琅满目的药品，又怎么能够准确地知道哪些是抗生素，哪些是消炎药呢？

这里教大家一个最简单的分辨办法——看药的名字，找关键词。

有这些关键词的药就是抗生素

▲青霉素类：一般都叫 ×× 西林，×× 青霉素。

最常见的口服类有阿莫西林、氨苄西林；而注射剂的有青霉素、普鲁卡因青霉素、苯唑西林钠、氯唑西林等。

▲头孢菌素类：很多有带有"头孢"两个字。

比如头孢克洛、头孢丙烯、头孢拉定、头孢氨苄等。

另外，一些头霉素类的抗生素因为和头孢菌素类具有类似的结构和抗菌活性，也叫头孢××，比如头孢美唑、头孢替坦。

▲红霉素类：一般叫××霉素。

比如红霉素、罗红霉素、阿奇霉素、克拉霉素。

▲四环素类：一般叫××环素。

比如四环素、多西环素、米诺环素。

▲喹诺酮类：一般叫××沙星。

比如诺氟沙星、氧氟沙星、环丙沙星、莫西沙星。

▲氨基糖苷类：这一类就有点奇怪了，有带"星"的，也有带"霉素"的。

比如链霉素、庆大霉素、阿米卡星、奈替米星、异帕米星。

▲硝基咪唑类：一般叫××硝唑。

比如甲硝唑、替硝唑、奥硝唑。

是的，你没有看错，甲硝唑不是消炎药，是抗生素。

除了上面这些，还有碳青霉烯类的××培南、糖肽类的万古霉素这些大哥级的抗生素。

有这些关键词的药就是消炎药

▲肾上腺皮质激素类：一般都有个"松"字。

比如地塞米松、泼尼松、氢化可的松等（需要医生指导使用）。

▲解热镇痛药及非甾体抗炎药：这些就没有啥规律了，仔细看下面的具体药名，你们肯定很熟悉。

比如，阿司匹林、对乙酰氨基酚（扑热息痛）、布洛芬、萘普生、塞来昔布等。

▲免疫抑制剂：这也是不按常理出牌的一类，名字毫无规律可言，甚至名字还有点像抗生素呢！

比如，环孢素、他克莫司等，这类药物在器官移植病人中的应用很常见，小剂量的外用膏药也会在部分皮肤病患者中使用，所以购置此类药时一定要仔细辨认，遵医嘱使用。

应该什么时候吃抗生素

总的来说，不乱吃抗生素是对的，但是被诊断为细菌性感染时又不愿意用抗生素，也是万万不能的！

细菌性感染有一些特殊的症状、体征和检查结果会帮助医生进行诊断。从原则上来说，如果不符合条件，都不能用抗生素，如果符合条件，都应该用抗生素。

副作用吓死人，抗生素安全吗

"医生，不是我不想用抗生素，关键每次一看抗生素说明书，好吓人啊，副作用就是少则几十多则几百的大字，这到底是治病的药，还是收命的药哦！"

嗯，抗生素的说明书一直都走的这种冷淡吓人风，其实说穿了也就四大类副作用：毒性反应、过敏反应、二重感染、细菌耐药。

虽然老祖宗有句俗话叫"是药三分毒"，但您也要知道老祖宗还有句俗话叫"两害相权取其轻"（啊，老祖宗话好多）。抗生素是有副作用，但如果有细菌感染而又不使用抗生素的话，轻则您会被发热、关节痛、皮疹长时间折磨，重则会有并发症，最后发展为败血症或者脓毒血症，甚至危及生命。

所以还是相信医生的判断，医生在给出处方建议的时候，已经综合评估了患者身体基础情况、感染的严重程度、确定的（至少是极有可能的）感染菌种、感染部位以及药物的抗菌能力等诸多环节，力求在最大疗效和最小副作用之间找到最佳平衡点。

说真的，当医生给出抗生素处方的时候，说明您的病情确实需要抗生素了，此时还是要乖乖的遵医嘱使用。

感冒、发烧、头痛到底需不需要吃抗生素

这个不能一概而论，还是要看具体情况。"感冒"一般有两种情况——病毒性的上呼吸道感染和细菌性的上呼吸道感染，只有细菌性的上呼吸道感染才需要用到抗生素。

如何判断？到医院就诊吧。一般来说，很多人的"感冒"都是属于病毒性的上呼吸道感染，细菌性的要少一些，所以"感冒"了吃不吃抗生素，还是由医生判断比较稳妥。

听说吃抗生素的时候不能喝酒，有没有道理

这个说法很有道理！在服用某些抗生素后，如果喝酒，会出现"双硫仑样反应"，可以表现为颜面和全身皮肤潮红、头晕心慌、恶心呕吐，重者出现胸痛、呼吸困难、心肌梗死、急性肝损伤、休克甚至死亡。

容易引起"双硫仑样反应"的抗生素以头孢菌素类（就

是名字有"头孢"的）为主，硝基咪唑类（名字有"硝唑"的）和磺胺这些抗生素也可以引起。但是不能一竿子打死，因为药物的结构关系，有些头孢菌素也不会引起"双硫仑样反应"。

不过为了健康着想，吃抗生素的时候，最好什么酒都不喝。毕竟和嘴比起来，命更重要啊。

强调一下，这里说的酒，不仅仅指白酒，白酒、红酒、啤酒、黄酒全部都包括。此外除了喝酒，藿香正气水、酒心巧克力、做菜手滑料酒放多了、有洁癖随时拿酒精消毒擦手都有可能在敏感体质的用药患者中诱导出"双硫仑样反应"，所以也需要小心。

是不是越贵的抗生素效果越好

肯定不是。抗生素用对了是四两拨千斤，用错了就是千斤不当四两。因为不同种类的细菌对不同种类抗生素的敏感性是不一样的，每种抗生素有自己的特点，再加上患者的病情不同，所以不能单看价格来定论抗生素的效果。

最后，回到我们的标题，抗生素真的不是消炎药，您现在清楚了吗？

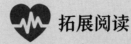 拓展阅读

关于特殊人群的抗生素用药问题，更多精彩内容请

扫码阅读

★娃感冒了，能用抗生素吗？

★妈妈得了乳腺炎，吃了抗生素，还能喂奶吗？

专家有话说

抗生素一定要用满三天吗

盛晓燕／北京大学第一医院

抗生素一定要用满三天吗

我们去医院就诊时，医生往往会只开三天的抗生素，是不是意味着抗生素使用三天就足够了呢？或者，如果吃了一天没有症状了，是不是就可以停药了呢？

其实不然。当有感染症状发生时，医生一般会查一个血，根据检查结果判断是否存在细菌感染。如果有细菌感染，需要使用抗生素。由于要查明是哪种细菌感染往往需要更长的时间，所以针对急性细菌感染，医生往往会根据经验先给予一种抗生素，处方量一般是三天的量。抗生素进入体内需要达到一定的药物浓度并持续足够长的时间，才能有效杀灭细菌。临床上通常以三天作为药物是否有效的观察期。三天后病情未见明显好转，多提示抗生素对此菌不敏感，需要调整药物；如果病情好转，也不能立即停药，还是要遵医嘱使用完整个疗程的药物。三天药物使用完了，往往需要回医院复诊，由医生根据目前的症状、体征，调整药物的用法、用量。

抗生素需要用多长时间

一般用抗生素时，医生会开一个疗程的量，但很多人发现，有时用两三天症状就明显减轻甚至消失了。这时大家可能有误解，认为感染已经好了，抗生素可以减量，把一片改成半片，一天三次改成一天一次，更有甚者直接停药。殊不知，这样做极易造成病情反复，甚至迁延不愈，转为慢性感染。

人体发生细菌感染时细菌量比较大，这些细菌群体通过分裂进行繁殖，每分裂一次就会有极少的细菌发生变异，从敏感菌变为耐药变异菌。在自然状态下，耐药变异菌所占的比例极小，与大量敏感菌在人体内共存，维持身体平衡。使用抗生素后，如果抗生素使用剂量充足，敏感菌与个别耐药变异菌都可以被杀灭，使感染得到控制。但是，如果抗生素使用剂量不足或疗程不足，敏感菌被杀死了，但耐药菌并没有被彻底杀死，反而被"选择"出来了。抗菌药物使体内细菌数量减少到一定程度以后，临床症状就会明显缓解，人们就会感觉自己好多了，但此时细菌并没有被清除，留下的耐药菌大量繁殖，繁殖到一定程度时感染症状再次发生。更为严重的是，由于耐药变异菌在人体内聚集，再次使用之前的抗菌药物时细菌已经有了抗药的能力，治疗效果将会大打折扣，给后续的感染治疗带来很大困难。因此，必须使用足量、足疗程的药物来杀死体内所有的致病细菌，不让它们有"起死回生"的机会，这样不仅能避免病情复发，也能减少细菌耐药的产生。

一般来说，抗生素应用到体温恢复正常、感染症状消失后3~4天为宜，但很难界定一个具体的时间，比如3天、7天，应该由临床医生根据患者情况进行具体判断，因为治疗不同疾病、同一疾病的不同症状、不同细菌感染，所用抗生素种类和疗程都可能不一样。例如治疗社区获得性肺炎时，对于普通细菌感染，如肺炎链球菌，用药到退热后72小时即可；对于金黄色葡萄球菌、铜绿假单胞菌、克雷伯菌或厌氧菌等容易导致肺组织坏死的致病菌所致的感染，一般抗生素疗程要大于 2 周；对于非典型病原体，如肺炎支原体、衣原体感染，疗程通常为 10~14 天；治疗军团菌感染，疗程通常为 10~21 天。这些药的用量前几天主要以缓解症状为主，后几天用来彻底消灭病菌，以免复发。

重症感染、全身性感染初始治疗应选择静脉输液，以确保药效，病情好转时，应及早转为口服治疗。一般医生会开 3 天左右的输液量，之后会根据患者的症状、血常规等化验结果等再决定是继续输液还是口服治疗。有些患者为了快速缓解症状，要求将几天的药放在一天内输；或者只要有感冒症状就要求输液，认为这样好得快，这些做法都是不可取的。

切记，抗生素是处方药物，不要自己随意用药，更不能作为感冒的预防用药。使用抗生素的过程中，一定要遵医嘱，不要随便停药。

盐水洗鼻、抹眼药膏，这些治疗过敏性鼻炎的奇招可靠吗

段甦 / 北京同仁医院

在网上搜索"过敏性鼻炎的治疗方法"会出来很多奇招，比如用槐花蜜、香油、大蒜都可以治鼻炎，甚至慢跑也成了治疗鼻炎的方法。

这些方法可行吗？

什么才是正确治疗过敏性鼻炎的方法呢？

接下来我们将答案一一揭晓。

盐水洗鼻能缓解鼻塞吗

鼻腔冲洗是临床上治疗鼻炎的一种重要辅助方式，但是网络上关于盐水洗鼻，存在一些认识误区。民间偏方大多是采用食用盐自行配制盐水，这样制作出来的盐水浓度差异大，而且很可能还会含有杂质，会对鼻腔黏膜造成极

大的刺激，反而是得不偿失。还有一些所谓的偏方，建议用棉签蘸取盐水擦拭鼻腔，方法不可取，因为这样做损伤鼻腔黏膜的可能性很大。

槐花蜜、香油能治疗鼻炎吗

在民间，蜂蜜被赋予了很多神奇的功效，比如通便、抗炎，甚至是增强免疫力等，而香油更是"万能油"，很多人将它涂抹于皮肤、黏膜表面的小伤口，认为香油会加快伤口愈合的速度。这两种"万能神器"用于治疗鼻炎，关键点是保湿和隔绝空气等作用。但这两种物质成分非常复杂，甚至还含有杂质，这些都可能会影响鼻腔黏膜的微环境，及鼻黏膜的纤毛功能，反而会加重鼻炎的症状。

大蒜治疗鼻炎可靠吗

大蒜因为其中所含有的大蒜素，在民间被称为"天然抗炎药物"，因此经常被用于治疗各种常见的炎症，但大蒜素等对于鼻炎的治疗，目前没有明确的研究证实，反而会对鼻腔刺激较重，不建议贸然使用。

冷水洗脸治鼻炎，行得通吗

冷水洗脸可刺激颜面部的交感神经，使血管收缩，可一过性地减轻鼻腔黏膜充血，但效果有限，无法达到长效缓解症状的作用，因此不是治疗鼻炎的根本办法。

红霉素、四环素眼药膏能治鼻炎吗

红霉素、四环素眼药膏由于剂型的原因，其内含有甘油等油剂的成分，因此可以起到保湿、隔绝空气中致敏原的作用。但其内含有抗生素成分，会破坏鼻腔内的微环境，不建议长期使用。

慢跑真能缓解鼻炎症状吗

适当的运动可使鼻腔黏膜血管收缩，对于部分患者，可减轻鼻塞等症状。但运动结束后，大多会很快恢复鼻塞的状态。

日常生活中，如何预防季节性过敏性鼻炎

◆避免在空气中花粉含量较高的傍晚出门。白天风较大，大部分花粉在高空中飘浮，到傍晚时风力减小，花粉沉降到 2 米以下，容易被吸入呼吸道。

◆在每年的 4~5 月份和 7~9 月份，是空气中花粉含量较高的时间，尽量减少户外活动。

◆夜间关闭门窗，防止花粉飘进房间。

◆带花粉防护口罩和眼镜。

◆开车时关闭门窗，通气系统内安装过滤花粉装置，定期清洗空调积尘网。

◆晚上要清洗鼻腔，减少鼻腔黏膜上的花粉沉积。

如何治疗过敏性鼻炎

过敏原回避：回避的方法和预防过敏性鼻炎的方法相同，可以参考处理。

药物治疗：

◆**糖皮质激素：**鼻喷激素是目前推荐治疗花粉症的一线用药。由于局部用药，药物直接作用于患处，并可持续控制炎性反应，全身吸收很少，所以副作用显著减低。症状轻者疗程不少于 2 周，部分重度病人疗程不少于 4 周。

◆**抗组胺药物：**包括口服及鼻喷剂型，是花粉季节中最常用的对症药物，大多数能有效地控制过敏性鼻、眼症状。推荐在花粉播散前口服抗组胺药进行预防性治疗。鼻用抗组胺药比口服抗组胺药起效更快，多 15~30 分钟起效，因此在过敏症状突发时，可快速缓解症状。

◆**口服白三烯受体拮抗剂**：与口服抗组胺药联合使用，对鼻塞等症状缓解更显著。

◆**减充血剂**：可快速有效地缓解鼻塞，如麻黄碱滴鼻剂。但此类药物不要连续使用 7 天以上。

◆**鼻腔冲洗**：是一种安全、有效、方便的辅助治疗方法，可清除鼻内刺激物、过敏原和炎症分泌物，减轻鼻黏膜水肿，改善黏液纤毛清除功能。推荐鼻腔冲洗液最佳温度为40℃。

过敏原特异性免疫治疗：过敏原特异性免疫治疗是治疗过敏性鼻炎唯一的对因治疗方式，目的是诱导机体对过敏原免疫耐受。目前临床中针对尘螨的免疫治疗已达到标准化治疗，有皮下注射及舌下含服两种方式。而对于花粉过敏免疫治疗的研究，已经取得很大进展，有关黄花蒿的免疫治疗，已经进入 Ⅲ 期临床试验有望不久的将来应用于临床。

小结

关于鼻炎，其实分类复杂，发病原因、治疗方法以及疾病的发展均有不同，若存在症状应及时就诊，在医生指导下，明确诊断并进行精准的治疗，同时做到定期复查。网络流传的方法，存在局限性，也容易造成疾病的误诊和误治。

由于鼻炎的发病率较高，大家对于鼻塞、打喷嚏、流鼻涕的症状"习以为常"，病友之间"互通有无"，反而会造成较多患者的延误诊治。长期鼻塞，可能导致张口呼吸、睡眠打鼾，影响睡眠，短期影响白天工作，长期甚至引起高血压、精神异常等疾病。鼻腔内结构复杂，没有进行鼻专科检查也很难发现鼻腔内的病变，因此若存在鼻息肉等，更会延误疾病的治疗。

提醒大家，切莫讳疾忌医，疾病应早发现、早诊断、早治疗。

听说降糖药要换着使，一个药用久了会失效

田建卿 / 上海交通大学医学院附属仁济医院

子曰： "入芝兰之室，久而不闻其香，即与之化矣；入鲍鱼之肆，久而不闻其臭，亦与之化矣。"

孔子很早就发现，如果一个人待在摆满芳香的兰花的房间里，时间久了，就闻不到兰花的香味了，这是因为自己和香味融为一体了，适应了香味，已经感觉不到香味的存在了；如果一个人待在放满臭咸鱼的仓库里，时间久了，就闻不到咸鱼的臭味了，这也是因为与臭味融为一体了，适应了臭味，也就感觉不到臭味的存在了。

很多朋友都被普及过这样的知识，药物，特别是抗生素不能长期用，用多了、用久了就会出现耐药，也就是说没效果了，不但细菌这个"害虫"杀不了，反倒对身体有伤害。

糖尿病病友也肯定听说过这个说法，于是自然而然"举

一反三"地联想到了降糖药物，不免产生这样的顾虑，"一
个降糖药用久了，会不会也耐药？会不会也失效？要不要
经常换换呢？"

药物失效确实有

李大伯最近就碰上这个问题。李大伯糖尿病 5 年了，
3 年前开始口服格列吡嗪，很多病友应该对此不陌生，这
是一种磺脲类降糖药物，也是降糖的一把"好手"。李大
伯的血糖一直控制得都很好，可是最近 1 个月不知为什么
血糖开始"爬楼梯"了，试着增加了药物剂量，但是血糖
还是越来越高。寻找一下血糖升高的原因，饮食一如既往、
运动持之以恒、药物一顿没落，最近也没有感冒、发热、
拉肚的特殊情况，还有啥原因？想来想去，会不会是药物
用久了，失效了？

李大伯的这种情况，很多病友可能都有过亲身经历。
这世上没有"一劳永逸"的美事儿，一直吃一个降糖药，
血糖就能长期稳定下去的情况，确实不存在。看来江湖上
传说的降糖药物失效确实有，是真的。

是失效不是耐药

如果是个"老"病号，一定经历过降糖药物治疗"升级"的历程，一个药"招架"不住，两个药、三个药一起上阵，或是搬来了"胰岛素"这个"救兵"。为啥会出现这种情况？

我们都知道糖尿病，主要是 2 型糖尿病，刚开始是由于胰岛素"累"了，干活开始"磨洋工"了，出工不出力。如果把身体比喻成国家，身体里大大小小细胞就好比是一个个小家，血糖就好比是每家每户的口粮，不停流动着的血液作为它的运输队，运送到每家每户的家门口，胰岛素是打开"家门"的金钥匙。

血糖运来了，胰岛素打开门，血糖进入家里，家里就有了口粮，不用挨饿，其乐融融。如果胰岛素不开门了，血糖进不了门，拥堵在"街道上"，血糖升高了，每家每户也都饿着肚子，问题就来了。

所以在糖尿病刚开始的时候，身体为了让每个小家都有饭吃，不"闹事"，想出来一个救急的办法，那就是让生产胰岛素这把"金钥匙"的工厂——胰岛，加倍工作，尽可能多地生产出一些开门的"金钥匙"，起初这个办法还奏效，人多力量大，原来一个人的活三个人来干，虽然耗资大了一点，但是还勉强能应付。但是时间长了，工厂也招架不住了，胰岛"工厂"的车间里不断出现"过劳死"事件，"钥匙"的生产量越来越少。慢慢地，最终依靠身体自给自足是不行了，只能从外进口现成的"钥匙"来保障生活。

整个经过，其实就是我们糖尿病的长期发展过程，呈现出一个从无到有、由轻到重的变化趋势。我们使用的降糖药物，特别是磺脲类降糖药物，它主要就是通过各种手段"督导"胰岛工厂，加快生产、多生产，当糖尿病进展到一定程度，工厂也开始"出问题"，再想办法、再施加压力让工厂多生产也是不可能了，所以降糖药，特别是磺脲类降糖药物在此时就有心无力了，出现了失效。

说了半天，其实就为了让大家明白一个理，表面上看的确是药物失效了，但从根子上看，其实是糖尿病逐渐发展导致的必然结果，不是药物耐药了，而是病情变化了。

频繁换药是下策

一个团队要干一项工作，先要做动员，然后个别"好同志"带头先干起来，慢慢带动大伙一起干，齐心协力，随之工作走上正轨，有条不紊地进行。口服药物从开始吃，到在身体里稳定发挥作用，也需要这样一个过程，降糖药也不例外。服用一种新的降糖药物，使其平稳发挥降糖作用至少需要 1~2 周的"试运行"阶段，有些可能还需要更长的时间。此外，服药还要求按时按点有规律，这是为了让药物吸收入血液以后保持一个相对稳定的浓度，一茬能够接上一茬，药物得以持续发力。

很多病友听说或是亲历降糖药物失效，其实只看到了表面的现象，没弄清内在的道道，因此就认为如果经常换换药，或可避免失效；甚至有些病友干脆自己当家做主，擅自行动，结果一个药刚开始稳定工作，走上正轨没多久，就又换了另一个，结果是血糖起起伏伏，反而加快了糖尿病进展的步伐，加重了病情，情况一团糟，适得其反。

因此对于服用降糖药物的病友们，只要血糖稳定，请不要换药，按规律服用现有的口服降糖药物，如果药物真的出现了失效，"兵来将挡、水来土掩"，到时再换药或是使用其他方法也不迟，总之我们有办法应对，这个不用过早忧虑。

控糖路与时俱进

慢性病不但意味着长期、终身；更意味着发展、进展。目前我们虽然不能阻止糖尿病的发展和进展，但是如果我们什么都不做，这个发展就如同坐电梯，会很快；如果能够通过合适的方法来应对，可以放慢发展的脚步，如同走楼梯，可以走走停停。

应对糖尿病的药物应该是在所有疾病里面最多的，每种药物都各有所长，通过不同的门道降低血糖。疾病发展到一定阶段，我们可以采用"联合作战"的方案，比如在使用磺脲类降糖药物的同时，可以联合二甲双胍，或 α-糖苷酶抑制剂（如阿卡波糖等），或 DPP Ⅳ 抑制剂（如西格列汀、沙格列汀等），通过走多条不同的路线来降低血糖，以缓解胰岛"工厂"的生产压力，让工厂生产能够更持久些，这样磺脲类药物失效就可以来得更晚一些。

如果真到了胰岛"工厂"停业不生产了，这时我们也可以采取外来"进口"的方式，也就是使用胰岛素来补充自身胰岛素"产量"不足的危机，让工厂停业整顿整顿，不少患者经过补充胰岛素后，工厂逐渐元气恢复，又开始恢复生产，这样这部分患者使用一段时间的胰岛素后，又可以再回到使用口服药物的状态。但是也有一部分患者体内的胰岛"工厂"元气大伤，难以恢复生产，因此这部分患者就需要长期接受胰岛素治疗。

"路漫漫其修远兮"，控糖路上，依势而行，根据糖尿病病情所处的阶段不同，治疗方法需要有相应的调整，需要与时俱进。

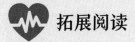 **拓展阅读**

关于降糖药怎么选，血糖怎么测，更多精彩内容请扫码阅读

★传统口服降糖药的武林派系、降糖药的江湖迭代

★傻傻分不清，随机血糖、空腹血糖、餐后血糖，这些都怎么测？

用开水烫碗筷、用湿纸巾擦手，能消毒吗

朱仕超／四川大学华西医院

相信你身边，总有这样的人：去餐馆里吃饭，非要用开水把碗筷涮一下；不想去洗手就拿湿巾擦一擦，或者用免洗洗手液搓一搓；孩子的玩具，隔几天就要用酒精擦一下；定期用消洗灵、小苏打给一家人的内衣内裤消毒……

"医生，其实我也嫌麻烦，但是一想到大千世界里这么多细菌和微生物，随时随地都要侵犯我们，不放心嘛！"

真有那么多不放心？！今天我们就给大家说一下，这些常用的消毒方法究竟让人放心，还是只是个心理安慰。

清洁 ≠ 消毒 ≠ 灭菌

清洁：是去除物体表面有机物、无机物和可见污染物的过程，也就是把看得到的脏东西洗干净。比如把孩子衣

服上掉的饭粒、油点洗掉，一般来说就只是清洁的级别。

清洁这一步只能清除一大部分细菌，但不能完全把它们灭掉。

消毒：消毒比清洁更高级一点，就是干掉除芽孢外所有细菌、病毒、真菌等有害的东西。如果说拿水把碗上的残渣冲干净了算是清洁的话，那放在热水里面煮沸这个阶段就算是消毒了。

常用的消毒方法有高温消毒、液体化学消毒（如酒精、含氯消毒剂、戊二醛、双氧水、碘伏等）、气体化学消毒（如臭氧）。

灭菌：大概就是"干净"的最高级了，严格来说，专业的灭菌可以杀灭物品上一切微生物，所有的细菌、脏东西都会被消灭。

常用的灭菌方法有：高温灭菌（如压力蒸汽灭菌、干热灭菌）、化学灭菌（如环氧乙烷气体、低温甲醛蒸汽、过氧乙酸等）。

用开水烫碗筷，用消毒柜消毒碗筷，能消毒吗

如果真的是"烫"，那绝对有用！细菌、病毒虽说很凶，但确实是怕烫的东西。

但是，大家的常规做法是根本达不到消毒效果的，因为要达到消毒效果，至少要同时满足两个条件：①要将消毒的东西完全浸没于水中；②加热煮沸至100℃至少5分钟。对比一下不难发现，我们日常所谓的"开水烫碗筷"是达不到上述标准的。

有些餐馆配备了消毒柜，这个可以为碗筷消毒吗？ 消毒柜是可以消灭大部分病原微生物的。但是要注意看，餐馆里的消毒柜有没有通电，又或者，消毒柜里面是不是也是脏兮兮的。

综上所述，如果你要选择在外面吃饭，就不要太过纠结碗筷的消毒问题，因为"开水里头涮一涮"这种常规的讲究真的是没多大意义，清洁就好。

实在要烫，尽量倒刚出锅的开水，烫的时间也不要少于5分钟，虽然达不到100℃，但也能杀死大多数病原微生物。

如果想在家里讲究一下碗筷的消毒问题，也很简单，就是放到锅里头煮。

虽说煮沸消毒达不到医学专业的灭菌水平，但在日常生活中，煮沸消毒杀死绝大部分病原微生物后，剩下的一些顽固分子也不会通过生活用品直接进入我们肉里血里，对我们的危害也几乎可以忽略不计了。

划重点：正确的碗筷消毒方法

把洗干净的碗筷放入干净的锅中，将碗筷全部按进干净的水里面，然后从水开了计算时间，煮沸15分钟。

虽然煮沸至100℃后5分钟可以杀死绝大多数细菌、病毒、真菌等病原体，但考虑到有些东西，比如餐具的旮旮角角，5分钟可能消毒不彻底，所以我们一般都建议煮15分钟比较稳当。

自己在家煮沸消毒碗筷，要注意以下几点：

1. 塑料碗筷不要用煮沸消毒，因为塑料制品可能含有各种添加剂，煮沸可能导致其变形甚至分解，产生有毒物质。

2. 建议每周消毒一次就行，太频繁煮沸消毒可能缩短碗筷使用寿命，尤其是竹木材质的餐具。

3. 如果家里有抵抗力低下的成员，比如婴儿、孕妇、病人或者有人患有传染性疾病（如甲肝），建议加强消毒，比如每天消一次毒。

用湿巾擦手，能消毒吗

湿巾真的是使用率超高的东西！孩子手有点脏要摸一张出来擦一擦，在外面吃饭觉得碗脏，也要摸一张出来擦一擦。

不过各位，你们平时用湿巾的时候有没有注意到自己用的是哪种湿巾啊？带不带消毒功能？带不带护肤功能？有没有香喷喷的味道？

回答不上来是不是？从来没有注意到居然湿巾还分了种类的是不是？那你们还敢乱用！

目前市面上的湿巾按用途分为三类：

第一类是只有清洁作用不能消毒的普通湿巾，主要用于皮肤清洁湿润。

第二类是带有抑菌功能的卫生湿巾，能抑制细菌生长，但不能达到消毒水平，多用于皮肤。

第三类是消毒湿巾，能达到消毒水平，用于皮肤或物体表面的消毒。

所以，如果你出门在外，确实当前没有洗手的条件，用清洁类湿巾擦擦手是可以的。但是，如果有条件可以洗手，就麻烦你不要偷懒，还是好好把自己的手、孩子的手在水龙头底下冲洗干净最好！

用免洗洗手液，能消毒吗

"既然湿巾种类多，不好选，擦手也不稳当，那我用免洗洗手液行不行呢？"

其实，免洗洗手液也不是可以随随便便日常用的啊！

现在市面上卖的免洗洗手液，是指可以替代流水冲洗的洗手液，含有杀菌（醇类为主）和护肤成分，可以快速挥发，所以又叫速干手消毒液。常用于医院、银行、超市、机场等公众场所进行无水手部免洗消毒。

但是，由于里面消毒成分往往具有一定刺激性，尽管含有护肤成分，但还是可能造成皮肤过敏反应；而且速干的免洗洗手消毒液易燃，要远离明火，单独交给孩子使用的话是非常不安全的。

还有，免洗洗手液虽然能够达到消毒的效果，但是孩子玩耍的泥巴、颜料等本身还是粘在手上，搓一搓未必就能让这些完全消失了，这就是消了毒却不清洁的典型！

另外，这种洗手液里面还有那么多的化学制剂，如果孩子吃饭时不小心把手指放进嘴巴里，是不是也让你心惊胆战啊。

所以在日常生活中，尤其是对于那些经常把手弄得脏兮兮的小朋友，我们不推荐用免洗洗手液替代洗手。麻烦各位，能洗手的，就乖乖地去洗手。

用酒精擦娃儿的玩具，能消毒吗

低幼龄的孩子都喜欢把玩具塞到嘴巴里啃，爱干净的妈妈、婆婆、奶奶就看不下去了，玩具上面细菌好多啊！病从口入啊！所以，非要定期拿酒精给孩子擦一下玩具，消下毒才放心。

和你们这些家长说，这样子真得要不得！

酒精就是乙醇，是可以达到消毒水平的消毒剂，临床也常用浓度 70%~80% 的酒精来消毒皮肤和物体。但酒精也具有刺激性，尤其对于儿童有害，容易引发皮炎。日常生活中不建议使用酒精擦拭消毒，尤其是含有多种添加剂的食用酒精，更不能擦拭孩子的玩具。

划重点：孩子的玩具应该如何正确消毒

耐湿热的玩具可以用蒸汽消毒；不耐热的玩具可以用物体表面消毒湿纸巾擦拭消毒后用清水冲洗干净再晾干使用；皮毛、棉质的玩具可以清洗后在阳光下暴晒。

如果你的孩子总的来说健健康康，那玩具也不必每次用了都严格消毒，只要使用完清洗干净、太阳下晒干，保持清洁就行。接触生活中常见的自然细菌，有助于宝宝建立完善的微生态圈，提高抵抗力。

用消洗灵、小苏打洗内衣裤，能消毒吗

消洗灵：市售消洗灵的主要成分为含氯氧化剂，具有消毒、漂白和洗涤等综合功效，但对皮肤有一定刺激性和腐蚀性，如果没清洗干净可能会对皮肤造成伤害，尤其是内衣内裤保护的娇弱部位。所以不建议日常用消洗灵来洗内衣裤。

小苏打：小苏打消毒就更悬了——小苏打是碳酸氢钠，溶解于水呈弱碱性，但不是消毒剂，并无杀菌作用。只是多数细菌生存于酸性环境，小苏打的弱碱性可在一定程度上抑制这些细菌的生长，所以只能说有一定抑菌作用，但并不能杀死细菌。而且小苏打对皮肤和黏膜也有一定刺激性，加热到50℃成为碳酸钠，刺激性和腐蚀性更强，不能随便乱用。

各位亲，内衣裤虽然紧贴皮肤，但并不需要每次都严

格消毒，洗净晒干就可以了。

最后，给您一个日常消毒标准：**日常用的不管是什么东西，保持清洁最重要，有必要的时候再消毒。**

因为人类的皮肤黏膜中本身就是有常居细菌的，有很多还对人体有益，少量的常见菌也可帮助人体形成正常的微生态圈，提高抵抗力。如果一直都生活在严格无菌的环境中，身体抵抗力反而会越来越弱哦。

如厕，蹲着比坐着更健康吗

李文丰 / 广东药科大学附属第一医院

　　网友们经常会讨论一个问题：拉大便时到底选用蹲厕好，还是坐厕好。嗯，这是个问题。

　　首先告诉大家，我家里面是蹲厕，没有坐厕，但准备安装坐厕。

　　毫无意外，蹲着排便更符合生理结构，也更加顺畅。为什么这么说？因为人类在几百万年的进化过程中，早就养成了蹲着拉大便的习惯，不是坐着，不是躺着，也不是趴着。

　　蹲着拉大便不仅符合生理结构，而且也是反应最为迅速的，这个反应迅速不单只排便迅速，还包括逃跑迅速。试想一下，当远古人类在野兽出没的丛林荒野中拉大便时，突然草丛中蹦出一只大猫，你说这个时候哪个姿势更有利于我们的祖先逃跑？肯定是蹲着嘛，0.1 秒加速百米冲刺的速度立马脱离险境。

为什么说蹲着排便最痛快、最顺畅呢？这是有医学根据的。人体肛门附近有一根 U 形的耻骨直肠肌，它从一侧耻骨出发，在直肠后绕一圈，连接回到另一侧耻骨，形成一个环，正好把直肠钩住，使直肠形成一个尖端向前的角度，这个就叫肛肠角。人在一般坐姿时，肛肠角大约是 90°，而蹲姿时肛肠角可达 110°，从理论上讲，肛肠角越大，直肠越垂直，排便自然就越顺畅。

另外，人在蹲姿时，腹部的挤压也能促进排便，能减少腹部用力，缓解排便困难。所以，蹲姿排便时用力较小，我们只需要轻轻一憋气，哎，就出来了，顺畅的话可以一泻千里。不得不说，排便用力有时候是致命的，尤其是对于有心脑血管疾病的老人家来说，一用力憋气，说不定就心梗或者卒中了，这并不罕见。

但坐式马桶现在非常流行啊，难道坐厕没有优势么？非也。坐厕马桶的优势非常明显，那就是舒服！蹲着虽然更容易用力、更顺畅，但是蹲着得多累啊，而且不是每个人都能舒服地蹲下去，蹲久了也会腰酸、背痛、腿麻、静脉曲张啊，尤其是对于老年、孕妇或体力衰弱的病人来说，蹲着拉大便很容易出问题，这些人就更适合用坐式马桶，舒服。

坐着拉大便的劣势，上面也说了，就是肛肠角比较小，直肠不够直，而且坐着没有腹部朝下等重力作用，导致排空时间更长，腹部用力更多，耗时更长。这有可能加重痔疮，甚至肛门脱出都有可能。

这时候就有人提出了看似两全其美的方法：坐姿时脚踩一个小板凳，通过减少大腿与躯干的夹角角度，试图模拟和蹲姿排便时一样的效果。然而这其实并没有什么用，因为肛肠角的角度并没有改变，所以无法帮助减少排便用力。

家里到底是选用蹲厕还是坐式马桶，我认为，因人而异，大家可以选择更符合自己的方式，最好是既有蹲厕，又有坐厕，满足不同人的需求。老年人、孕妇等自然选坐厕更方便，而普通人用蹲厕可能更加能体会一泻千里的快感。

不论蹲厕还是坐厕，养成良好的大便习惯才是最重要的。对于大便习惯良好的人来说，管他蹲厕坐厕，一样能快意恩仇，而对于经常便秘的人来说，即使用蹲厕也不一定能解决问题。

拓展阅读

关于便后回眸，你看到了什么……更多精彩内容请

扫码阅读

★便便有血就是肠癌？千万别吓唬自己！

被注射过疫苗的家狗咬伤，就可以不打狂犬疫苗吗

白庆瑞　任佳　孙双圆　董晨／上海市疾病预防控制中心

宠物是人类最好的伙伴，但有时候它们也会发一些小脾气。当我们被宠物抓伤或是咬伤后，到底要不要去注射狂犬疫苗呢？

那么我们先来看看常见的被动物咬伤的情况：被家养的或流浪的猫猫狗狗咬伤；被家养的兔子、仓鼠、乌龟、鹦鹉等咬伤；被做实验的小白鼠咬伤；被动物园里的猴子、猩猩咬伤。

相信很多朋友看到上述的情况，都会是直接把"被咬伤"和"患狂犬病"画上了等号。那么，究竟哪些情况下被咬伤才有必要接种狂犬病疫苗呢？

狂犬病感染来源

狂犬病之所以称为"狂犬病",因为绝大多数的感染来自犬类。全球范围内,99%的人狂犬病病例都来自犬类的感染,尤其是亚洲、非洲等狂犬病流行地区,犬是引起人狂犬病的最主要原因。

那么,剩下的1%的病例都来自哪些动物呢?狂犬病在自然界的储存宿主动物包括食肉目动物和翼手目动物。食肉目,顾名思义就是食肉动物,包括猫、狗、狐狸、狼、熊猫等,大部分是山林里的野生动物。翼手目,简单来说就是各种蝙蝠。我国传统习俗中将蝙蝠作为"福"的象征,但与蝙蝠接触可就不是福啦,由于被蝙蝠所伤可能是极难察觉的细微咬伤或损伤,因此世界卫生组织和美国疾病预防控制中心均将与蝙蝠接触归类为狂犬病毒严重暴露,建议及时进行伤口处理,并接种狂犬病被动免疫制剂及狂犬病疫苗。

美国疾病预防控制中心也指出啮齿类(各种鼠类)和兔形目(包括家兔和野兔)极少感染狂犬病,也无此类动物引起人狂犬病的证据。禽类、鱼类、昆虫、蜥蜴、龟和蛇等动物不会感染或传播狂犬病病毒。

说到这里,那些被兔子、老鼠、乌龟咬伤的朋友们可以放心啦，只要做好伤口的清洗和消毒，防止伤口感染就可以了。

被健康的家狗和家猫挠伤、咬伤后需要打疫苗吗

由于狂犬病只能防，不能治。一旦发病致死率接近100%。所以，即便我们被健康的家宠挠伤、咬伤也要打狂犬疫苗，但是根据不同的暴露等级（即受伤程度），采取的措施也不同。如果裸露的皮肤被轻咬、无出血的轻微抓伤或擦伤，这些情况属于轻微暴露，首先需要立即彻底清洗伤口，之后再注射狂犬疫苗。如果是单处或多处贯穿皮肤的咬伤或抓伤；破损的皮肤被舔舐；开放性伤口或黏膜被动物的唾液污染（如被舔舐）；暴露于蝙蝠，出现以上四种情况中的任意一种，在彻底清洗伤口后，不仅要注射狂犬疫苗，还应注射狂犬病免疫球蛋白。

被咬后，观察动物十天未死，就可以不打疫苗吗

事实上，这句话只说对了一部分。其实很多人都对"十日观察法"存在认识误区，"十日观察法"不等同于观察动物十天后再决定是否接种疫苗。

十日观察法

"十日观察法"是由世界卫生组织提出的，指被动物咬伤后，人在接种狂犬病疫苗的同时，对咬人的动物进行观察，如果 10 日后咬人的动物没有死，则可以终止狂犬病疫苗的接种。

这个方法的依据是：动物只有在狂犬病发病后，它的唾液中才会有狂犬病病毒，而狂犬病病程很短，意味着动物一旦发病，大多会在 10 日内死亡。如果 10 日后咬人的动物还活着，则说明动物咬人时唾液中并没有病毒，被咬的人也不会被感染上狂犬病了。

不过，要用十日观察法，还有一定前提：

▲十日观察法仅限于家养的犬、猫和雪貂，且伤人的动物需有 2 次明确记载的有效狂犬病疫苗接种史。

▲除了要满足上述前提，最重要的一点是，无论何种情况，在被咬伤后都要及时去医院处理伤口并接种疫苗，而不是先去观察动物有没有发病。不然，如果等动物发病了再去打针，可就来不及啦。

目前狂犬病疫苗接种的程序有两种：

四针法，即在 0 天、7 天、21 天接种，首次接种 2 针。

五针法，即在 0 天、3 天、7 天、14 天、28 天各接种 1 针。

　　注：“0天”指接种第一针那天，一般是被咬当天。

　　如果观察10日后，伤人的动物还没死，我们也可以继续接种后续的疫苗。因为全程接种狂犬病疫苗，能提高体内狂犬病病毒抗体水平，给自己最周全的保护，这也是现今狂犬病疫苗接种的通行做法。

　　“十日观察法”很重要的作用是可以作为判断伤人动物有没有狂犬病的一种方法，可以打消被咬者的顾虑，不要“恐狂”，减少担忧，但它绝对不是判断是否需要注射狂犬疫苗的标准。

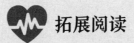 拓展阅读

平时多点知识储备，遇事才能不慌乱，更多精彩内容请扫码阅读

★狂犬疫苗要不要打，不容错过的治咬伤攻略

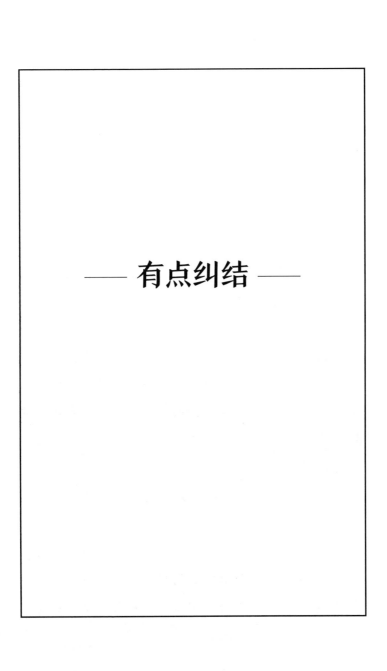

—— 有点纠结 ——

袜子与内衣裤混洗，到底会不会传播疾病

陈语岚 / 广西壮族自治区亭凉医院

　　大多数时候我并不是一个好为人师的人，而是一个沉默的美少女。但有时候你我都会遇到一些"不吐不快，吐了又很奇怪"的场合。

　　比如上个月我到药店买一盒创可贴，听到两个大姐在聊天，其中一个说："就怪我家老鬼，多少年的脚气都不治，还把袜子丢进来跟我的内裤一起洗，我怎么能不得阴道炎？"

　　顿时我内心的洪荒之力就……

　　我不认识大姐，实在不好当场开课，但是又实在憋得慌，我决定把这里面的误区写成一篇文章给你们看。

沾了脚气的袜子不会导致阴道炎

　　足癣，是最常见的皮肤浅表真菌感染，它可以表现为

足跟的角质增厚、脱屑、小红丘疹，也可以表现为足趾间的脱皮、渗液，通常伴随一定程度的瘙痒。而它之所以如此常见，是由于它可以通过共用浴具、拖鞋等途径传播，在拖鞋混穿的家庭里，常常一人得病，全家脚痒，也有可能从脚上蔓延到趾甲上、手上、大腿上、屁股上……

霉菌性阴道炎，是最常见的妇科炎症之一，将近八成的女性一生中至少得过一次。大多数时候它并非是由外来致病微生物引起，而是自身菌群失调，其中一支菌种异军突起所造成的。常表现为外阴阴道瘙痒，出现豆腐渣样白带，有时出现排尿痛、性交痛。

粗略地说，这二者都是真菌感染，因此常有一知半解人士，认为它俩是一回事。然而……

真菌是一个很大的家族，里面也有很多成员的好吗！

引起足癣的是红色毛癣菌，引起霉菌性阴道炎的是白色念珠菌，长得就完全不一样啊！你远房亲戚赌钱欠一屁股债，债主说反正你们都是一家的算你头上吧！你高兴吗？

足癣如果传染到会阴，引起的是另一种疾病

红色毛癣菌假如被传播到（不管是别人的还是自己的）

屁股上，虽然不会引起霉菌性阴道炎，但是却可以引起另一种皮肤病，那就是股癣。

股癣常发生于大腿根，环形或半环形，所以它在英文里有个俗称叫做 ringworm。皮疹通常略隆起于皮肤，表面还常有少量鳞屑，有一定程度的瘙痒。到皮肤科轻轻刮取皮屑到显微镜下观察，能看到红色毛癣菌或它的孢子，这点跟足癣一样，因此充分证明了它们之间的关系：就是同一种病原体引起的。

脚上的红色毛癣菌是怎么跑到会阴上去的？除了抠脚后又触摸皮肤其他部位外，浴盆、毛巾等浴具也可以传播，未经充分消毒的纺织品上也可以沾染。因此，文头所及的大姐这种顾虑，假如真的发生了，引起的会是股癣而不是阴道炎。

袜子与内衣裤混洗到底会不会传播疾病

提到袜子与内裤混洗会传播疾病，不少在国外生活过的人会觉得奇怪：欧美地区常常都是自助洗衣，洗衣房里一排排的公用洗衣机，大家都拿着衣服来，看哪台空就把自己衣服一股脑塞进去洗了，别说内外衣了，连你我都不分，也没看他们股癣特别多呢？

是体质不同吗？不！不！不！不管是白种人、黄种人、黑人，对红色毛癣菌都没有特别抗体。欧美一些国家之所以能混洗衣服却不导致疾病传播，主要是因为他们的洗衣粉、洗衣液里常常默认添加了消毒剂，而在我国，衣服的消毒并没有普及到如此程度，大多数洗衣粉、洗衣液里并不额外添加消毒剂。

但在一些大型超市和电商处，你可以购买到单独的衣服消毒剂。这些消毒剂多含有间二苯酚或是复合漂白活化剂，对日常比较多见的致病菌，如金黄色葡萄球菌、大肠杆菌、引起霉菌性阴道炎的白色念珠菌、引起足癣、股癣的红色毛癣菌都有一定的抑制甚至杀灭效果，能真正达到"消毒"的目的。

因此，衣物混洗，不是绝对不可以，只是需要额外添加衣物消毒剂。此外，洗衣温度高于 60℃时，对致病微生物的杀灭效果也明显升高。当然，最重要的，还是把脚气治好，断绝隐患的根源。只要做到了这些，我举双手赞成——把除了活物以外的所有东西都塞进洗衣机里洗，解放劳动力。

果皮最营养还是农药最多

阮光锋／科信食品与营养信息交流中心

都说果蔬有益健康，世界各国的健康机构都在推荐我们要多吃水果蔬菜。

不过，吃果蔬也让人纠结：皮怎么处理，是丢，还是吃呢？人们不自觉的分成了"不丢派"和"要丢派"两派。不丢派认为皮不能丢，理由是皮上有一半营养，丢了太可惜；要丢派则认为皮应该丢，理由是皮上有农药残留，有害健康。

到底哪一派正确呢？果蔬皮到底是吃呢，还是丢掉呢？

不丢派：一半营养在皮上

这一派认为果蔬皮的营养价值高，果蔬中一半的重要营养素在皮上，甚至还有各种健康功效，所以千万不能丢。

比如，有的人说，"吃葡萄不吐葡萄皮，因为皮里有丰富的花青素，能抗癌、延缓衰老""土豆红薯皮不能丢，因为矿物质和膳食纤维丰富，能降血压""苹果中一半的营养都是皮上，能呵护心脏，不能丢"……真相到底如何呢？

从营养成分分析来看，果蔬外皮中的确会有不少维生素、矿物质和植物活性成分，按照单位重量来比的话，确实会高一些。

以苹果为例。有人测过 8 种苹果果皮和果肉中的黄酮含量，结果显示，果肉中含 15~605.6mg/kg，果皮中含量 834.2~2000.3mg/kg。

另外，苹果中一半的膳食纤维都在皮里，一个 250 克中等大小的苹果，不吃皮就会少获得 3 克左右的膳食纤维，而我们平时一天也才能吃到 13 克左右的膳食纤维，不到 5% 的人能达到 25 克的适宜摄入量。

同样，葡萄皮中的花青素含量也比果肉高一些，红薯皮和土豆皮中的矿物质钾也不少。那么，是不是意味着皮就真的非常宝贵呢？

倒也未必！

苹果皮只有那么一点，通过吃苹果皮摄入的营养素的量很少，对健康起不到显著的作用。

葡萄皮中花青素的健康作用大多是以"浓缩提取物"的方式在实验中表现出来的，跟实际饮食差距很大，一颗葡萄能有多少葡萄皮？含有的花青素更是有限，而且花青素吃太多了也不好。土豆皮含钾量高过土豆的"肉"，一颗土豆又能有多少土豆皮呢？况且，钾也并不是一种容易缺乏的营养素。

果蔬连皮一起吃也会存在风险，最常见的就是致病微生物。果蔬在长途运输和储存过程中可能会沾染很多肉眼看不见的致病菌，包括大肠杆菌、沙门菌、李斯特菌和诺瓦克病毒。如果洗不干净就连皮一起吃，就可能会生病。

总的来说，我们不需要执迷于果蔬皮被夸大的营养价值而刻意去吃。而如果你觉得皮丢了太可惜，那就吃吧。

要丢派：有农药残留，千万不要吃

这一派人士吃果蔬最不放心的就是农药残留。尤其是近几年食品安全报道越来越多，也加深了他们对食物生产环境的担忧。那么，果蔬皮真的有农药残留吗？

农药残留是一种环境污染物，我们无法完全避免，所有的果蔬内都是存在农药残留的。但是，有农药残留并不意味着果蔬一定有害，关键还要看残留量有多少，以及你吃了多少。

果蔬皮中的农药残留也不一定更多。允许使用的农药有几百种，施用方式也不一样，有的施用于叶片，有的施用于土壤，有的施用于果实表面。科学家就发现，有些农药在果蔬表皮残留多，而有些农药就在果肉中残留多一些。仅仅说皮里有农药残留就太片面了。

而且，国家对果蔬中的农药残留也有严格的限量规定。有研究对市场上200个苹果样品中的农药残留进行了检测，仅有0.5%的样品超标。

总的来说，我们吃的绝大多数果蔬中的农药残留都是低于国家标准的，并不用太担心农药残留。

不过，对于某些水果蔬菜，削皮的确是更安全的选择。

2015年世界卫生日，世界卫生组织提出针对中国的建议：对根块类蔬菜和水果要彻底削皮，对叶子菜和某些水果（比如葡萄）要用安全的水浸洗。也就是说，在中国，土豆（马铃薯）、红薯、紫薯、芋头、萝卜以及带皮水果等，确实建议不吃皮。

但是，这也并不意味着吃了果蔬的皮就一定不安全。关键还是要看你吃了多少。只要按照国家标准执行，从正规商场和超市购买的，果蔬农药残留控制在安全范围内，就不用太担心。

所以，不喜欢浪费、懒得削皮以及不会削皮的朋友们，

谣言背后的健康真相2

还是安安心心地吃吧。如果你是一个勤劳小能手，根块类蔬菜和水果就削皮吃吧。

 拓展阅读

如果实在担心农药残留，就学学如何清洗吧，更多

精彩内容请扫码阅读

★清洗果蔬残留农药，你真的做对了吗？

5 块钱和 25 块钱的牙膏，真的不一样吗

许桐楷 / 北京大学口腔医院

最近朋友圈又有一篇牙膏文章火了——《5 元一支和 25 元一支的牙膏到底有什么区别？真相让人大吃一惊！》。标题起的挺好，有数字、有疑问、有悬念。文章称"便宜和贵的牙膏它们的主要成分都是差不多的，贵出来的往往是一些添加剂，例如添加一些抗过敏、止血、美白的成分。"于是，文章就"对症下药"地介绍了各类牙膏的效果。但内容存在漏洞和误导之处。

为了避免大家被误导，我挑出几点，给大家再说说。

观点：超市的牙膏分为普通牙膏、药物药膏和含氟牙膏。

较真鉴定：错误常识。

根据咱们国家的相关规定牙膏分为普通牙膏和功效性

牙膏，其中含氟牙膏、脱敏牙膏、抑制牙菌斑牙膏都是功效性牙膏，而并没有什么药物牙膏。药物，一定是要在医生的指导下使用。

观点：常见的摩擦剂有碳酸钙、磷酸氢钙和焦磷酸钙，其中碳酸钙的摩擦力较强，用于清洁牙齿的茶渍和烟渍。

较真鉴定：夸大事实。

除了碳酸钙，后两个并不常见，而碳酸钙作为摩擦剂，目前是档次比较低的，颗粒比较粗糙，去除牙齿上色素污垢的同时可能对牙齿产生磨损，比较好的是水合硅石。

观点：3 岁以下儿童不宜使用含氟牙膏。

较真鉴定：存在误导。

含氟牙膏是指牙膏中含有氟化物，常见的有氟化钠、单氟磷酸钠、氟化亚锡等等。氟化物是有效的防龋成分，是 20 世纪牙科最伟大的发现之一。所有人都应该使用含氟牙膏，不论年纪大小，从小宝宝长出第一颗乳牙起，就应该使用含氟牙膏。

不少人担心 3 岁以下的儿童在使用含氟牙膏时会不小心吃下去，如果是水果味的，可能直接吃掉，最后导致氟中毒。但如果因为害怕氟中毒而不使用含氟牙膏，只会得不偿失。

一般来说，要想到达氟过量，需要摄入每千克体重0.05~0.07mg氟，比如孩子体重10千克，那么摄入0.5~0.7mg氟就有过量的危险。

牙膏中又含有多少氟呢？一般的含氟牙膏的含氟量为1000ppm，即每克牙膏含1mg氟。据测算，如果将儿童牙刷上挤满牙膏的话，那么将总共有0.75~1g牙膏，即约1mg氟，而一般刷牙是不可能用到这么大量的。对于0~3岁的儿童，每次使用米粒大小的牙膏，3~6岁每次黄豆大小（5mm长），都是非常安全的，不会漱口也没关系，就算把这些牙膏都吃了也没事。

再次强调，所有人都应该使用含氟牙膏，只有含氟牙膏才能有效预防龋齿。这是中华口腔医学会对全体公众提出的建议。

观点：牙龈出血可选中草药类的药物牙膏，能起到止血的作用。

较真鉴定：存在误导。

目前没有临床研究令人信服地证实任何一款中草药牙

膏具有止血功效，也没有任何一种中草药牙膏经过临床验证是能够对牙龈出血起到一定作用的。牙龈出血是牙龈炎症的一种表象，是身体对我们的一种预警，在牙周治疗和认真维护口腔卫生后，牙龈炎症可以消除，出血也就自然停止了。无视炎症的存在，无视导致炎症的菌斑牙石，一味单纯止血，治标不治本，进而可能延误了治疗的时机，导致更加严重的后果。

观点：清除牙垢应该选择含有柠檬酸锌或焦磷酸盐等成分的牙膏。

较真鉴定：张冠李戴。

清除牙垢是一个非常模糊的概念，如果这个牙垢是指牙菌斑，那么清除牙菌斑就是我们刷牙的主要目的，要靠牙刷、牙膏和正确的刷牙方法共同实现。如果牙垢是指牙齿表面的色素污渍，那么应该选择摩擦剂比较好的牙膏，比如含水合硅石，水合硅石在成分表中的排序比较靠前，越靠前的成分含量越高，这是国家规定。另外，可以选择一些带有化学性吸附成分的牙膏，比如多聚磷酸盐，它们可以竞争性地吸附牙齿表面的色素，进而达到祛除牙齿表面色素的效果。柠檬酸锌中的锌有较弱的抗菌作用，也能减缓牙石的形成，但要说清除牙垢就应该选这个，就不太对劲了。

观点：不要长期使用一种牙膏，会使口腔细菌产生耐药性和抗药性。

较真鉴定：无中生有。

我第一次听到这种说法的时候还在长青春痘。我们要正确认识口腔里的细菌：它们既不是很强大，一点点牙膏就可以杀灭抑制一大部分；同时它们也没有那么脆弱，目前没有什么方法可以彻底杀灭口腔内的全部细菌。我们要有和细菌长期、终生斗争的思想准备，但也无需特别恐惧。战略上藐视敌人，战术上重视敌人。

目前并没有任何证据证实牙膏会使口腔内的细菌耐药，请放心用。而且，退一步说，牙膏所使用的杀菌剂无非就那么通用的几种，你可能换了好几种牙膏，但还是同一种杀菌剂。

较真要点

氟化物是有效的防龋成分，中华口腔医学会建议所有人都应使用含氟牙膏，3岁以下儿童可使用含氟量较小的牙膏，并且控制用量，但不是不能用。

目前没有临床研究令人信服地证实中草药牙膏具有止血功效，牙龈出血是牙龈炎症的一种表象，无视炎症的存在，一味单纯的止血，可能延误了治疗的时机，导致更加严重的后果。

"不要长期使用同一种牙膏"的说法流传很广，目前并没有任何证据证实牙膏会使口腔内的细菌产生耐药性。牙膏所使用的杀菌剂就那么通用的几种，你可能换了好几种牙膏，但还是同一种杀菌剂。

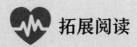 拓展阅读

保护口腔健康，可不止选牙膏这么简单，更多精彩内容请扫码阅读

★让宝贝爱上刷牙 笑口常开

★盐水漱口能杀菌？

体检报告上的高低箭头都是事儿吗

黄晓明 / 北京协和医院

随着经济水平的提高，越来越多人开始重视健康体检，很多单位也把体检作为职工福利的重要组成部分。但是拿到体检报告时很多人一头雾水：

"这些看着像套话的建议是针对我的吗？""有箭头有加号都表示异常吗？""我真需要去看医生吗？"

体检到底能发现什么问题

体检不同于看病。看病是你有不舒服去看医生，然后医生根据你的症状和体征选择有针对性的检查来诊断疾病。而体检时，你并没有什么不舒服，只是希望通过检查来发现早期疾病。

目前的体检机构很难做到为每个人量身定制体检项目，一般都只能根据性别和年龄选择体检套餐，各种体检套餐的设置也不见得科学合理。

要知道，有些疾病是可以通过定期体检早期发现的，比如高血压、糖尿病、血脂异常、宫颈癌、大肠癌等。而更多的疾病很难早期发现。

所以要正确看待体检的意义，体检并不是万能的，如果有不舒服还是要看医生。

肥胖也是一种疾病

你的体重问题往往在体检报告的开篇讨论，可见医生是爱美女性之外最重视胖瘦的人。医生可不是单纯看三围，我们用更科学的指标——BMI 来衡量人的胖瘦程度。

抛开世俗的审美观和价值观，肥胖真的是万恶之源，高血压、糖尿病、心脑血管疾病、关节炎，甚至肿瘤都和肥胖有关，所以世界卫生组织已经把肥胖列为一种疾病。

如果你的 BMI 已经超标，不要等闲视之，道理谁都懂——管住嘴，迈开腿！

高血压是成人最常见的慢性疾病

体检最容易发现的慢性疾病毫无疑问是高血压了，因为高血压最常见啊。

高血压的标准是收缩压≥140mmHg 或者舒张压≥90mmHg，当然一次血压超标并不能确诊高血压，需要多次重复。

如果体检发现血压超过 140/90mmHg，你最好赶紧去买一个电子血压计，在家多测几次，如果多次超标就该去看医生了。

有人可能会问了：电子血压计是不是没有医院的水银血压计准啊？

这个问题你不用担心，AlphaGo 都战胜人类了，既不环保又操作麻烦的水银血压计很快会被淘汰的，马上你家的血压计和医院的就一样了。

体检能诊断糖尿病吗

能！目前的糖尿病诊断标准只需要符合下面三条之一：空腹血糖≥7.0mmol/L；口服糖耐量试验（OGTT）后 2 小时血糖≥11.1mmol/L；糖化血红蛋白≥6.5%。

常规体检都包含空腹血糖，很多体检套餐也有糖化血红蛋白，所以常规体检完全有能力发现糖尿病。

如果你的空腹血糖或者糖化血红蛋白达到了上述标准，赶紧去医院寻求医生帮助吧。

如果没有"达标"也不要大意。你可能发现了，体检报告里空腹血糖的正常值上限不是 7.0mmol/L 而是 6.1mmol/L，糖化血红蛋白的正常值上限也不是 6.5% 而是 6%。

超过了正常值但没有达到糖尿病诊断标准的人正走在通往糖尿病的危险道路上，还有悬崖勒马的机会。

血脂化验单怎么看

临床常用的血脂指标有总胆固醇、甘油三酯、高密度脂蛋白胆固醇和低密度脂蛋白胆固醇。

其中高密度脂蛋白胆固醇和低密度脂蛋白胆固醇性质正好相反，前者是"好的胆固醇"，越高越好；后者是"坏的胆固醇"，高于正常易发生心脑血管疾病。

所以我们常说"高脂血症"的说法并不科学，更合理的疾病名称为"血脂异常"。

低密度脂蛋白胆固醇是医生最为关注的指标，因为它的增高和心肌梗死、脑卒中等危险疾病的关系最密切。

不同的人群，低密度脂蛋白的正常值是不同的，心脑血管疾病危险程度越高的人低密度脂蛋白血脂水平需要控制得越低。

极高危人群就是那些已经明确诊断了动脉粥样硬化性心血管疾病的患者，比如得过心肌梗死、放过心脏支架、有过脑卒中等。高危人群是有高血压或者糖尿病，再加上有三个危险因素中的 1~2 个。其他人暂属于正常人群。

低密度脂蛋白分层管理

极高危	动脉粥样硬化性心血管疾病的患者
高危	糖尿病 +1 个危险因素
	高血压 +1~2 个危险因素
危险因素	吸烟、年龄（男性 >45 岁，女性 >45 岁）、高密度脂蛋白低于正常

所以有的时候，虽然在化验单上低密度脂蛋白这项没有显示箭头，但其实已经超出了正常人群要求的 <3.37mmol/L 的范围，是不正常的。最好看一次医生，征求医生建议是生活方式调整还是加用药物治疗。

血常规里有箭头怎么办

体检报告中的血常规有 20 多项，经常会发现有几个超出参考范围的箭头。

有箭头就是有问题吧？其实不然。偷偷告诉你，血常规的化验单医生一般只看画红框的这三项：白细胞、血红蛋白、血小板，如果这三项正常，其他有一两个箭头都没啥意义。

所以即便血常规的化验单有箭头，但是只要这三项正常，那都不是事儿！当然如果你的那三项有了箭头，最好还是看看医生吧。

尿里有红细胞是肾有问题吗

尿常规里发现红细胞（医学术语为"镜下血尿"）也是体检经常遇到的问题。

大多数情况都不是什么严重情况，比如月经前后、泌尿系感染、尿路结石等。即使经医生判断血尿来源于肾脏，也不用过分担心，单纯有镜下血尿的肾炎是最轻最轻的肾炎，很多时候都不需要治疗。只有相当少的一部分血尿是膀胱或者肾脏的肿瘤造成的。

所以看到尿常规里的红细胞别紧张，先复查，如果持续存在可以找医生看看，明确一下血尿的来源。

肿瘤指标靠谱吗

很多体检机构的体检套餐都包含各种肿瘤指标，拿肿瘤指标来筛查肿瘤靠谱吗？

当然不靠谱！这些所谓的肿瘤指标，升高不能 100%表明有肿瘤，正常也不能 100% 说明没有肿瘤。所以对于没有任何症状的正常人，妄图用肿瘤指标来筛查肿瘤，既浪费钱，又浪费血。

绝大多数肿瘤指标是医生针对怀疑肿瘤的病人（也就是有临床表现的病人）辅助诊断用的，不能用于正常体检人群的筛查。目前可用于前列腺癌筛查的肿瘤指标 PSA，其意义也在受到质疑。

至于为什么那么多机构仍在宣传这些"一管血查肿瘤"的神话，我就不好评论了。肿瘤筛查需要个性化对待，绝不是一管血能解决的。

幽门螺杆菌感染需要治疗吗

幽门螺杆菌是胃部常感染的一种细菌，确实和很多疾病有一定关系。

吹口气查幽门螺杆菌，这个准吗？这个还真准，核医学的呼气试验是目前检测幽门螺杆菌感染的标准方法。

问题是真的每个人都需要吹这口气吗？ 发现了感染都需要治疗吗？据保守估计，全世界有超过一半的人都感染幽门螺杆菌，有相当一部分感染的人没有任何症状，也不致病，也就是说你完全有可能和幽门螺杆菌和平共处。

目前也没有很强的证据表明在没有症状的人群中治疗幽门螺杆菌能降低胃癌的发生。权威机构美国胃肠病学会建议"只有在临床医生计划对阳性结果采取治疗时才应进行幽门螺杆菌检测"，这句话的意思是没有任何症状的正常人就别吹这口气了！为什么这么多体检机构要做这项检查，我依然无法评论。

B超发现有囊肿怎么办

体检B超发现的很多异常都是良性的！良性的！比如乳腺囊肿、肝囊肿、肝血管瘤、胆囊结石、胆囊息肉、肾结石、肾错构瘤、子宫肌瘤、附件囊肿……这些良性病变大部分情况不需要治疗，吃药打针也不会让它们缩小。

你只需要把去年的体检报告翻出来看看，如果去年也有，大小没变，放心吧，让它们继续静静地待在你的身体里吧。如果病变有明显的增大，你需要看的是外科或者妇科，看内科没有用，因为内科大夫也不会开刀。

其实，说了这么多，最重要的还是正确看待体检报告。

体检是为了让自己更健康，既然做了体检，就请认真阅读体检报告。发现问题别紧张，该看医生看医生，该复查就复查。如果因为一点异常茶不思饭不想，就失去体检的意义了。

还要提醒大家保存好每次的体检报告，对于医生来说，很多指标动态观察更有意义。

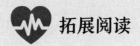 **拓展阅读**

体检很重要，体检之前和之后一样很重要，更多精

彩内容请扫码阅读

★哪些检查项目要空腹、排尿、憋尿？

★体检发现甲状腺结节，该怎么办？

智齿，必须要拔吗

王文铄 / 中山大学附属口腔医院

每天在门诊劝说病人拔智齿时，总会听到一些关于觉得拔智齿的"理由"：

★医生，听说拔了智齿人会变笨啊—— 嗯？难不成你要用智齿来思考？

★不痛不痒的就不管它啦，拔牙多受罪啊！好疼的啊——你这智齿没有咬合功能，不及时拔除的话，以后伸长了容易有龋齿哦。

★医生啊，我牙都快掉光了，再拔就没有牙咬东西咯——老人家，你前面的牙都被智齿'顶坏'了，把它留下来，前面的牙治好了还是会坏的。

所以人总在失去后才懂得珍惜，就算不久后还得"拔一送一"。

不愿意拔智齿的原因五花八门，但其实都源于同样的问题：为什么要拔？要弄清楚这个问题，首先得认识你自己口里的智齿。

什么是智齿

"智齿"的本名是"第三磨牙"，位于从嘴巴中线向左或右数起的第 8 颗牙齿。它获得"智齿"这个昵称是因为它萌出于接近成年或成年后，被认为在身心逐渐成熟的阶段，其实"智齿"与智商没有一点关系。

由于很多人不会闲着没事数自己的牙齿，一般都是被医生告知后才会惊呼"噢！原来我有智齿啊！"或者"啊？原来那个是智齿啊！"。

随着人类的进化与饮食习惯的变化，智齿也变得可有可无，它也开始自我放纵地生长。一个人可以拥有 0~4 个智齿，每个智齿的"身材样貌"还可能天差地别，不像其他牙齿一样"规规矩矩"。

智齿的秉性各异，有的住在骨头里不问世事；有的兢兢业业地替你分担咀嚼的负担；有的和牙龈没搞好邻里关系，不时兴风作浪，让你脸肿牙痛；最可怕的就是那些偷偷躲在其他磨牙旁边歪着身子开着"细菌养殖场"的家伙。

什么样的智齿建议拔除

对于破坏牙齿健康的邪恶分子，我们肯定不能手软！鉴于智齿的价值，我们对于以下情况的智齿都会建议拔除：

该智齿没有对应咬合的牙齿：这样的智齿由于没有咬合的阻挡而逐渐伸长，与旁边的牙齿形成"身高差"后就容易造成食物嵌塞，促进细菌在牙缝中附着。它不仅没有咀嚼的贡献，还会把旁边的好牙变成龋齿，可能到牙神经发炎时你才会发现，这时曾经的好牙连牙神经也无法保留了。

智齿生长方向不佳：这种智齿无论是斜的还是躺着的，都是走上了"细菌养殖业"的歪路，同样会让细菌腐蚀旁边的牙齿。

反复引起牙龈肿痛：牙齿的萌出需要过程，当部分牙龈覆盖在牙齿上面时会形成盲袋，清洁不佳的情况下可因细菌积聚导致牙冠周围牙龈炎（冠周炎），从而出现肿痛。一般在牙齿完全萌出后，不适症状即可消失。如果反复出现在智齿的位置，那大多由于智齿萌出方向不正所致。反复的智齿冠周炎轻则只是牙龈肿痛，重则可引起头颈部组织间隙的细菌感染。

大面积龋坏、牙髓炎或根尖周炎的智齿：只要不是将来能帮助咀嚼的话，这些情况的智齿我们更倾向拔除，因为能烂成这样说明了对它清洁的难度，或者是你们对它的重视程度……治疗后重新龋齿或根尖周炎的风险更高，"非典型"生长的智齿也增加治疗的难度。何必在口里样一只"食米大虫"呢？

矫正等治疗需要拔除：除基因决定智齿的生长方向外，颌骨先天及后天的发育不足以容纳所有牙齿也会导致智齿甚至其他牙齿长歪。为了获得排齐牙齿的足够空间，一些无功能或功能相对不重要的牙齿就需要拔除，例如智齿。对于一口排列与功能更好的牙齿和几个"无名小齿"的牺牲，医生自然从未来健康的角度进行建议，你们就得好好衡量了。

所以危害你口腔健康的智齿有着不同的"姿势"，医生都从健康发展的眼光去判断一个智齿去留的价值。如果不想养"齿"为患，请你给予我们一个下定决心的回答："支持拔除"！

谣言背后的健康真相2

拓展阅读

关于矫正牙齿的话题，更多精彩内容请扫码阅读

★矫正牙齿可以改变脸形吗？

★矫正牙齿会造成牙齿提前脱落？

专家有话说
什么样的智齿可以暂时保留
沈山 / 暨南大学附属第一医院

1. 上下智齿都正常长出，并且能够咬合，吃嘛嘛香。

2. 智齿牙根靠近下牙槽神经或其他重要结构，拔了可能有后遗症，而且不拔问题不大。

3. 因为某个磨牙长得不好或出现问题需要拔除时，智齿需要作为"备胎"被前移填补空缺的位置。如果智齿长得不正，但有足够的生长空间也可以矫正。

4. 患者具有明确拔牙禁忌证，比如高血压、糖尿病、血液病等，如若没有控制至合适指标，则不宜拔牙。

5. "拔牙太痛了！"对于心理严重恐惧，可能并发严重并发症者，不宜拔牙。

针对最后一种情况，因为每个人的痛感不同，所以拔牙带给患者的体验也是不一样的。有的患者可能拔完智齿跟没事儿的人一样出去就下馆子了，有的患者或需要依赖止痛片才能度过。对于怕痛却需要拔牙的患者，可以选择下午来，避开上午的痛觉敏感期。此外，女性患者还需要避开生理期。

对于保留的智齿，护理很重要！因为智齿长在最里面，最容易被忽视。早晚刷牙要到位，可选用小头牙刷，智齿也要仔细刷；饭后及时漱口，避免食物残渣残留；学会用牙线清洁牙缝。

小贴士：什么样的智齿必须拔除

导致牙痛、腮痛、下巴痛的智齿——拔！

会塞牙的智齿——拔！

仅上牙或下牙一方长了智齿的——拔！

阻生了——拔！

长了智齿正在备孕打算要小孩的——拔！

药物漏服，应该立即补服吗

田丹 / 复旦大学附属中山医院

　　生活中想必大家都曾经遇到过这样的情况：平时一直在吃的药物有一天忘记了，直到睡前才想起来。这时，有的人会立即补上，觉得只要是一天内吃的就可以，有的人想明天吃个双倍剂量好了，兴许能把没吃的剂量"追"回来。

　　那么遇到药物漏服，到底应该怎么办呢？

先要看您漏服的药物是一天吃几顿的

　　如果漏服的药物是一天一次，说明这个药物在体内消除得比较慢或者起效比较慢，应该发现漏服后立即补服，如果发现的时候已经接近下一次的服药时间，那么仅需在下一时间点服药即可，不要额外加量，比如抗乙肝的药物恩替卡韦、替诺福韦等。

　　如果漏服的药物是一天三次，那么偶尔忘记一次没关系，到下个时间点仍按原剂量使用。

关于漏服，有个不成文的规则——"1/2 规则"，就是指将您服药的时间间隔对半开，如果你想起来的时间位于这个间隔的前半段，那么就补上漏服的药；如果位于这个间隔的后半段，那么就索性放弃。比如一天吃三次的药物（如吡喹酮、伐昔洛韦、更昔洛韦等），服药间隔为 8 小时，说明书要求服药间隔要大于 4 小时，因此按照"1/2 规则"，漏服 4 小时之内可以补上，漏服 4 小时以上就算了，等下次再吃。

这个规则可以适用于大多数药品，不过我还是要跟大家絮叨一下那些讨厌的"例外"！

抗菌药物和抗结核药物——"注意两次服药时间间隔"

如果是一日多次给药，那么想起来漏服后立即补服，并顺延下次服药的时间，使时间间隔 4~6 小时或 6~8 小时为宜，如阿莫西林、克林霉素、甲硝唑服药间隔不少于 4~6 小时；喹诺酮类服药间隔不少于 6~8 小时。磺胺类抗生素如果每日一次用药，漏服的话要使距离下次服药的时间间隔至少 10~12 小时，如果每日两次用药，两次的服药间隔至少 5~6 小时。

异烟肼、利福平一旦漏服，需要立即补服，如果已经到了下次服药时间，那么就只服用该剂量，并顺延下次服药时间使两次服药时间间隔至少 12 小时。

免疫抑制剂——"限定时间内补用，个别药物要加倍"

如果是一日一次，应该在 12 小时内尽快补服。如果发现的时候距离下次服药的时间不足 2 小时，只需要按时服用原规定剂量，而不是 2 倍剂量，比如他克莫司、环孢素、麦考酚酸；如果每日服用 2 次或多次，那么到下次服药时间时把两次的药量一起服用，如硫唑嘌呤。西罗莫司一般一日一次给药，16 小时内补服都可以，距离下次服药不足 8 小时的，就跳过漏服的剂量吧。

心血管药物

控制慢性病的原则就是平稳、规律服药，不过真的发生漏服了，可以采用下面的方式补救：若为普通片，想起服药时距离下次服药时间大于 4 小时就补上一粒；若为缓释片，距离下次服药时间大于 6~8 小时则补上一粒。对于极个别半衰期非常长的药物，如索他洛尔，建议 16 小时内可以补服，否则就等下次服药时间再吃。

这里再强调一下硝酸异山梨酯这个药，依据剂型的不同，补救漏服的方法也有差异：普通片的话，若距离下次用药时间不足 2 小时则不必补服；缓释片，距离下次用药时间不足 6 小时则不必补服。

中枢神经系统药物

这类药物包括抗惊厥药、抗抑郁药、抗焦虑药、镇静催眠药等。一般来讲，这类药物或多或少有镇静作用，说明书通常建议一日一次，睡前给药，一旦发生漏服应立即补服，如果已经到了第二天就不必补服。如果需一日多次给药，补服时要保证两次服药间隔至少为 4~6 小时。其中抗抑郁药治疗周期较长，一般要服用 12 周以上才会有完整的治疗效果，所以不建议中途擅自停药。

降糖药

对于口服降糖药，您可以根据一天服用几次来判断是短效还是长效。

如果一天三次，维持效用短，这类常需要饭前半小时使用，如格列喹酮，餐前忘记的话不必补用，只需在下次正餐前按照原计划正常使用即可。阿卡波糖、瑞格列奈也是每餐前服用，如果漏服，可以饭中补服一次剂量，已经吃完饭了就无须补服。

需要注意的是，有些患者会不吃早餐，那么早餐前的降糖药也不应吃，否则可能引起低血糖症状，也就是说对于一天三次的降糖药，"有饭才有药！无饭不吃药！"

对于一天只吃一次的降糖药，当天内发现漏服就当天内补上，不要第二天加倍剂量服用，比如格列苯脲、格列齐特缓释片、格列吡嗪控释片、利格列汀、罗格列酮等。

二甲双胍单药使用不会引起低血糖，按照制剂工艺的不同可分为缓释片和平片，平片漏服一次没有关系，缓释片常建议随晚餐服用，如果当晚发现漏服可立即补服，第二天发现就不必补用。

避孕药——"必要时加倍剂量外加替代措施"

漏服是避孕失败的常见原因。因此在决心使用此类药物之前，要认真阅读说明书，尽量避免中途漏服。口服避孕药如果漏服一次，应尽快补服，即使同一天或同一时刻服用两片，也要保证在正确的时间服用一次药物，如果在第一周或第二周漏服两次，在记起的那天和之后一天要服用两片。加倍剂量的同时还要在未来 48 小时内采取一种额外的避孕方法予以弥补。

甲状腺激素类药物和抗甲状腺药物——"两类药物区别对待"

左甲状腺素钠是人工合成激素，这个药就是为了维持人体内正常的激素水平，如果漏服应该立即补服，但是即便忘记了多次，也不要一次加倍补回来。甲巯咪唑和丙硫氧嘧啶是抗甲状腺药物，如果发现漏服，应该立即补服，如果已经接近下次服药时间，那么就服用两个剂量的药物。

抗凝药物

华法林是经典的口服抗凝药物，服用时间推荐每日下午3~4点，如果哪次不慎忘记，也不要担心，当晚睡觉之前想起可以补服当日剂量，第二天仍按之前的时间点服用。

随着众多新型口服抗凝药物的涌现，询问这类药物注意事项的人也越来越多，最常见的问题就是忘了吃药怎么办？

新型口服抗凝药主要有利伐沙班、达比加群酯和替格瑞洛，同一药物规格也有差异：如利伐沙班就有10mg、15mg、20mg三种规格。针对不同适应证，药品服用方式不同。如果医生建议您一次 15mg，一日两次使用，这期间发生漏服，应立即补服，以确保日剂量为 30mg（必要时两片一起服），次日仍按照常规服用方法一次 15mg，一日两次。如果 20mg，一日一次发生漏服，则当日内补服，第二天按原剂量照常吃。达比加群酯需要一日两次给药，如未按时服用本药，应于当日尽快补服，如距下一次给药时间不足 6 小时，则无需再补服。替格瑞洛需一日两次给药，一旦漏服一剂，应在下次预定的服药时间服用一次的剂量。

阿仑膦酸钠

这个药用于抑制破骨细胞功能，依据适应证的不同，该药的服用间隔变化较大，如适应证为骨质疏松症时，一周服用一次；适应证为治疗佩吉特骨病时，一天服用一次。一旦发生漏服，如果是按周服用，第二天清晨补用该周剂量；如果是按日服用，当日内补用，可遵循"1/2 规则"，当日内补用，切勿一天 2 倍剂量。

糖皮质激素和吸入性糖皮质激素

糖皮质激素类药物分为长效、中效和短效，治疗方案因人而异。如果医生建议您隔日一次服药，那么服药当日或次日发现漏服都应补服一剂，而后顺延服药时间以保证隔日用药。如果每日一次服药，当日补用；如果每日多次服药，在发现漏服后应立即补服，若与下次服药时间重叠，应服加倍剂量，次日仍按原处方用药。

吸入性糖皮质激素可以长期控制哮喘和过敏性鼻炎的持续症状。如果使用过程中遗漏了一次剂量，请尽快服用，然后按照正常间隔服用剩余剂量，不要增加单次剂量，除非有医生的指导。

听了我的建议，您是不是发现，大多数的药物不能加倍服用，过量的后果是毒副反应增加、危险性增加。也有些药物有着自己的"脾气秉性"，补服要有"前提"，比如间隔多久，多少小时之内等。不过我认为，大家可以不必了解这么多种药物补服的方法，只需要对自己正在使用的药物摸清状况就好，同时也提倡您采用适合自己的方式提醒用药，避免漏服才是最有效的方式。

指甲上有白斑，就代表肚子里有蛔虫吗

翟瑞洁 / 中国中医科学院广安门医院

从出生开始，孩子的皮肤问题就成为家长们最头痛的问题。也正因为如此，才会有那么多的"谣言"流传开来。有些"谣言"，成为一种"警示"，但更多的谣言，都只是传播了错误的信息。这些错误的信息不仅不能解决问题，还给家长们带来了更多的焦虑。那么，就让我们一起来揭开这些"传言"的真实情况吧！

谣言 1：湿疹就是过敏导致的

拿"水果"来举例子，大家一下就能明白了。当我们说"水果"的时候，我们知道，这是一个统称。"湿疹"也是一个统称，它包含了很多个类似的疾病。这其中，大多数和过敏没有关系。只有特应性皮炎、变态反应性的接触性皮炎以及一些光相关变态反应性的皮炎与过敏有关。所以，母乳妈妈们也不用担心了，不必因为宝宝得了"湿疹"，就立刻变成只吃蔬菜的小白兔。广大的妈妈们也更没有必要因为湿疹就立刻把孩子们变成小白兔！另外，如前所说，湿疹只是一个统称，判断孩子究竟是哪一种情况，还需要寻求专业医生的帮助。

真实情况：湿疹中的大部分和过敏没有关系，但有一部分确实和过敏有关。

谣言2：一年得痱子，年年得痱子

很多妈妈都相信民间的老话儿"一年得痱子，年年得痱子"，有的宝妈自行储存痱子粉以备万一，有的宝妈干脆认为孩子既然得过再得就是正常的了。

其实，痱子是小汗管堵塞导致的疾病。最好的解决方法，就是保持凉爽，避免出汗。这样小汗管很快就"疏通"了，痱子也就痊愈了。

夏天，保持凉爽，出汗后尽快擦干；秋冬季节、运动后，出汗多了尽快更换衣服，避免"捂着皮肤"，就不会出现痱子。

痱子粉、十滴水这些"传说中治疗痱子的良药"，都不是真正治好痱子的手段！保持凉爽、让汗液可以充分排除，才是真正的治愈之道。

真实情况：知道了为什么，想得痱子都不容易。

谣言3：身体越健壮，指甲上的小月牙就越多

很多家长迷信指甲上的白色小月牙越多、越大孩子就越健康，甚至还导致有些大点的孩子们自行攀比。门诊中碰到许多家长会因为孩子的指甲没有月牙，让孩子服用维生素、钙片等保健品，这其实是错误的。

"小月牙"的大名叫做甲半月，它覆盖并标定出甲母质的远端部分。月牙的部分，实际上就是甲母质的部分。甲母质，是"生产"指甲的部分。所以，每个指甲都是有这一部分存在的。拇指的甲半月最明显，而小指的甲半月通常被甲上皮遮盖住了。所以呢，看得见与看不见"月牙"，和指甲的生长没有任何关系。只要指甲光滑红润，就代表着一切正常。

真实情况：看不看得见小月牙，和身体健康没关系。

谣言4：指甲上有白斑，代表肚子里有蛔虫

相信我们很多人小时候都有过这样的经历：肚子不舒服，家长过来看看指甲，发现指甲上出现小白点，或者是短短的小白线，便说肚子里有蛔虫了。现如今，仍然很多家长以指甲上的小白点作为诊断孩子有蛔虫的指征，甚至还有家长会自行购买打虫药让孩子服用。

其实，指甲的小白点或者是短短的小白线，可以随着指甲生长而生长，这些通常是由创伤所致。虽然这样说，但是可能大多数人都不会注意到自己有过什么样的创伤。所谓的创伤，并不一定是严重的挤压、磕碰，有可能不经意间的小碰撞就能引发这样的现象。孩子们到处玩耍嬉戏，究竟是否有小的磕碰，问起来，他们可能更不知道了。

因此出现这样的小白点，大家不用在意，让它随着指甲生长而生长就可以了。记住，它和肚子里有虫子什么的，是完全没有联系的。

真实情况：指甲上有小白点是一件非常正常的事情，跟蛔虫等寄生虫毫无关系。

谣言5：头发越剃越茂密

很多家长都会选择给宝宝经常剃光头，因为他们认为这样宝宝的"下一茬儿"头发就会更浓密。不仅是对小孩，很多大人发现自己头发稀疏了，也会希望通过剃光头让自己的头发恢复茂密。其实，这些都没啥用。

毛发的生长靠毛囊，毛囊是埋在真皮中的。关于毛发是怎么生长的，可能得用一大本书来细细剖析。这是一件相当有趣又极其复杂的事情。剃光头，只是把毛发在皮肤表面的部分去掉而已。对深埋在真皮中的"毛发工厂"——毛囊，完全没有影响。所以，让孩子的头发自行生长吧，不要指望剃了又剃，就能茂密。当然，如果你觉得宝宝光头显得更可爱更漂亮，那就剃吧，只要别损伤头皮就好。

真实情况：剃光头真的只能让头顶变亮。

怎么样？看穿了这些谣言的真面目，心里是不是踏实多了？把没必要的烦恼抛在一边，用科学的知识来轻松解决养娃过程中的难题吧！

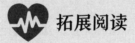 拓展阅读

婴幼儿湿疹很常见，看看你中过这些偏方的招吗，更多精彩内容请扫码阅读

★婴幼儿湿疹，网上偏方多，用这些方法治疗湿疹可不对

★儿童防晒会导致缺钙？

谣言背后的健康真相2

专家有话说
要不要给孩子吃打虫药
陈建平　周红雨／四川大学　四川大学华西医院

这些说孩子肚子里有蛔虫的"症状"都不靠谱

孩子晚上睡觉磨牙：小朋友磨牙的原因非常多，比如长牙啊、牙齿疾病、中耳炎啊……都有可能会引起磨牙，但是目前研究表明，磨牙和肠道线虫没有直接关系。

孩子脸上皮肤有白色斑块：孩子脸上的白色斑块跟肚子里有蛔虫并没有关系，这种白色斑块叫白色糠疹。这是一种常见于儿童和青少年面部具有自限性的皮肤色素减退斑（多为白斑），反正跟蛔虫没啥关系。

孩子手指甲上有白点点：其实好多孩子手指甲上的白点点，是玩儿的时候外力作用造成的，这和营养不良、身体不好没什么关系。

孩子挑食、食欲不好：孩子挑食、食欲不好原因就更多了，比如说习惯不好，从小就挑食，或者有其他基础性的相关疾病，都会引起食欲不好，这还是跟肠道线虫没有直接关系。

这些才是肚子里有蛔虫的症状

营养不良：蛔虫在小肠头不仅要掠取营养，而且因为损伤了肠黏膜致消化和吸收障碍，还会影响蛋白质、脂肪、碳水化合物及维生素 A、B_2、C 的吸收，甚至造成发育障碍。

损伤肠黏膜：因为肠黏膜损伤和肠壁炎症影响肠的正常蠕动，常有间歇性肚脐周围痛、恶心、呕吐、食欲不振、消化不良等症状。

引起超敏反应：如荨麻疹、血管神经性水肿、皮肤瘙痒及结膜炎等，反应强烈时还可能出现休克症状。

常见的并发症：因为蛔虫会到处钻，在受到刺激，比如吃辣了、发烧等情况下，就可能进入与肠腔相连接的管道，或进入其他器官，如胆道、胰管、阑尾等处引起蛔虫并发症，出现胆道蛔虫病、肠梗阻，甚至穿通肠壁引起肠穿孔导致腹膜炎等。

为啥现在不主张定期给孩子吃打虫药了

变态反应性脑炎：大人乱吃打虫药都会得变态反应性脑炎，就更别说孩子了！据国内一项关于驱虫药性脑炎研究发现，最常见的症状是意识障碍、反应迟钝、肢体瘫痪、失语、皮层性尿失禁等，而且这些症状可能导致终生残疾。

所以，如果家长给孩子乱喂了打虫药，发现孩子有些不舒服，尤其是头晕啊、头痛等症状，就一定要马上送医院。

肝肾功能损害：有人吃了打虫药，可能会出现丙氨酸氨基转移酶升高，门冬氨酸氨基转移酶升高，血尿素氮一过性增高。

说人话就是，这些升高就是可能在提示你，你的肝功能、肾功能都在受损。

其他危害：出现胃肠道刺激症状：恶心、腹部不适、腹痛腹泻；出现皮疹，偶尔还有剥脱性皮炎和全身脱毛症；粒细胞和血小板减少；还有部分孩子可能出现口干、乏力、嗜睡等症状。

家长们，要晓得孩子肚里到底有没有虫，非常简单，把孩子的大便拿到医院去化验，如果查到虫卵，再去问医生，看是不是需要吃药、吃哪种药、吃多少药。

咳不出来的痰，能吞下去吗

张明强 / 清华大学附属北京清华长庚医院

　　呼吸道作为人体与外界环境接触的最大器官之一，完全展开后与外界空气接触面积可达 100 平方米，接近我们所住的两室一厅的面积，而吸入的空气中则含有细菌、病毒等微生物及有害颗粒。因此，呼吸系统需具有多种机制抵御这些有害物质的入侵，痰液的正常分泌及排出就是呼吸系统最重要的防御武器。很多人一旦患上了呼吸系统疾病，最明显的表现就是咳嗽咳痰，把痰吐出来当然是最恰当的做法，但是对于不会咳痰的人，尤其是小孩子，或者痰液实在是特别黏稠无法顺利咳出的，万一将痰液吞咽进了肚子里，是否会给身体带来危害呢？

为什么会咳痰

　　要回答上面的问题，首先需要知道，我们为什么会咳痰。正如我们的屋子需要每日清扫保持整洁一样，气道上皮细胞分泌产生的黏液，在纤毛细胞规律摆动下，恰似是呼吸系统这间房子的保洁员，时刻清扫吸入的细菌、病毒等有害物质。咳出来的痰液不仅包括了气道分泌的黏液、空气中的颗粒、细菌、病毒，还包括了吞噬有害颗粒的巨噬细胞、炎性细胞及衰老的呼吸道上皮细胞等，所以咳痰的过程，就是身体主动排出有害物质的过程。

痰液都去哪儿了

正常情况下，我们每天会产生约 100ml 痰液，约普通矿泉水瓶的四分之一，这么看来每天的痰液还真不少，但是为什么我们不会产生每天都大量咳痰的感受呢？原因是大部分的痰液会在我们无意识的情况下经过咽部，经吞咽进入胃内。只有存在细菌及病毒感染、过敏等情况下，肺部会产生大量的痰液以加强对有害物质的清除，这时候这些痰液会刺激咽喉部引起咳嗽，之后经口咳出。因此在通常情况下我们很少咳出痰液，而在呼吸道存在感染、慢性支气管炎、肺癌等情况下会咳出较多痰液。

痰液是如何咳出的

痰液的正常咳出包括呼吸道黏液的正常产生和呼吸道纤毛正常摆动两个重要因素：如果黏液过稠，就犹如黏在地板上的口香糖，无法轻易清扫掉；如果纤毛被破坏或摆动异常，则如没有扫帚的保洁员，不能将垃圾清扫出房间。

★肺囊性纤维化的患者由于黏液变稠、增多，原发性不动纤毛综合征患者则由于纤毛不能正常摆动，均导致黏液不能正常的排出、细菌等病原体不能有效清除，导致肺部反复感染迁延不愈。

★支气管扩张症患者，由于支气管正常结构破坏，痰液排出不畅，也会使感染反复发作，而感染可进一步破坏支气管的正常结构，形成恶性循环。

★长期吸烟可导致黏液分泌增多、破坏纤毛上皮细胞，从而导致痰液的增多及排出障碍，久而久之形成慢性支气管炎、慢性阻塞性肺疾病。

★意识障碍的患者若痰产生过多，由于不能正常排痰，甚至可导致窒息死亡。

由此可见，正常排痰对于维护呼吸系统的正常通气很重要，伴随痰液增多的患者，需要积极主动的咳痰。如果痰液黏稠难以咳出，可以通过口服化痰药物、雾化等方式使痰液变稀薄，还可以采用拍背、体位引流等措施促进痰液排出。

痰液还能告诉我们什么

除防御功能外，痰液还充当了报警员的角色。痰液的性状犹如京剧的脸谱，帮助我们识别疾病，具有重要诊断价值，如：

★痰中带血时，需警惕肺栓塞、肺结核、肺癌、支气管扩张等疾病。

★粉红色泡沫痰则提示可能发生了急性左心衰竭，需尽快就医治疗。

★铁锈色痰提示可能为肺炎链球菌感染。

★黄色及翠绿色痰提示可能为铜绿假单胞菌感染。

★白色黏痰，拉丝且不易咳出提示可能为念珠菌感染。

★脓臭痰提示可能是厌氧菌感染等。

当肺部感染时，医生会将患者咳出的痰液送病原学培养，根据培养出的细菌种类及对药物的敏感性选择有针对性的抗生素治疗，也就是说，通过分析痰液得出的信息可以提供准确的治疗方案。

咳痰时需要注意什么

我们都知道，呼吸道感染性疾病的病原体可经过飞沫传播，如细菌、病毒等。因此，当我们生病咳痰时需注意不能随地吐痰，打喷嚏时要使用纸巾、患病期间多戴口罩，以上这些措施都能效地减少呼吸道传染性疾病的传播。

不会咳痰怎么办

对于成人，在痰液增多时一般都可将痰液经口咳出，而部分儿童由于不会咳痰，常将痰液吞进肚子。那么，回到本文最开始的那个问题：将痰液吞咽道肚子里是否会对身体带来危害呢？

上文我们提到，在正常情况下，人体每日产生的约100ml的痰液均是在无意识的情况下经过咽部进入胃内的。在呼吸道感染情况下，痰液产生增多并包裹细菌、病毒，虽然胃酸可杀死部分细菌，但有部分细菌仍然可以存活。比如肺结核患者将含结核分枝杆菌的痰液吞咽入胃，胃酸并不能杀死这些病菌，可导致消化道结核病。

因此，虽然健康人部分痰液无意识地吞咽入胃并不会对身体造成伤害，但在呼吸道感染时，还是尽量将痰咳出来为好。

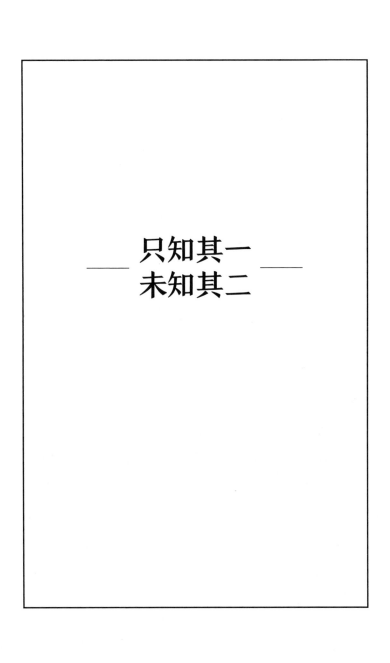

只知其一
未知其二

免疫力是越高越好吗

陈舟 / 上海市长海医院

生活中很多人会把经常感冒发烧归结为免疫力低下，还有很多保健品都宣称可以提高免疫力，据说，免疫力要是提高了，身体就好，不容易生病，即使生病也比较容易恢复……那么免疫力到底是什么呢，我们人体的"免疫力"是否应该被提高？今天和大家聊一聊关于免疫力的话题。

科学认识人体的免疫系统

免疫系统就如同一个国家的防御系统，主要负责保卫我们人体的健康，它可以防御感染、监测和杀灭恶性肿瘤细胞等。和国家的防御系统一样，免疫系统也由专门的"军事机构"（免疫器官）、不同类型的"作战部队"（免疫细胞）、"军事武器"（免疫分子）以及天然的"边防障碍"（皮肤、黏膜）等组成。

如果说的再科学和具体一点，人体的免疫系统又可分为固有免疫和适应性免疫。

固有免疫，是指从出生就存在的免疫反应，而不是由于我们人体暴露于微生物／抗原环境而经后天学习、适应获得的精确化的免疫应答。固有免疫系统由上皮屏障（皮肤、胃肠道及呼吸道黏膜等）、巨噬细胞、中性粒细胞、自然杀伤细胞、自然杀伤 T 细胞、树突状细胞及补体蛋白组成。

皮肤、黏膜屏障作为人体的第一道屏障，可以第一时间阻挡病原微生物的入侵；巨噬细胞等细胞则可以包裹、吞噬突破了第一道屏障而进入人体的病原微生物，释放消化酶来杀死它们，将这些"坏分子"对人体的影响尽量降低。

适应性免疫，由 T 淋巴细胞和 B 淋巴细胞免疫应答组成，这种免疫是由于抗原暴露而产生并随后在人体一生中都存在的精确化免疫应答。

当病原微生物进入人体并被进一步识别，暴露出抗原后，B 细胞可以针对抗原做出应答，产生特异性抗体，这种特异性抗体可以与抗原结合，来对抗正在发生的感染。也就是说，在日常的生活中，人体的免疫系统通过对特殊病原微生物的分析、学习，会自动产生保护性抗体，在这个过程中人体还会生成一部分记忆性 B 细胞，它们会对某种入侵过人体的抗原产生持久的保护性记忆，以此来预防未来可能出现的相似的感染。这也就是人们常说的，如果一个人小的时候生过一次水痘，自我治愈后，在今后一段比较长的时间里应该就不会再得水痘了。

目前我们生活中用来预防疾病的疫苗，其实利用的就是这个科学原理，大多数的疫苗中的有效成分就是一些非致病状态的抗原，将它们注射入人体之后，我们体内的免疫系统就会对它们进行识别，进而产生特异性抗体，达到适应性免疫的目的，下次再遇到这种抗原的入侵，人体就可以自动调动起针对它的"特异性武器"了。

相信通过以上简单的介绍，您应该对免疫系统有了一个大概的了解。说句实话，"免疫力"这个词的说法，本身就不是一个科学的概念，所谓"免疫力"的强弱更科学的理解是免疫系统的功能是否正常。人体自身与生俱来的固有免疫和不断自我学习，以及疫苗速成的适应性免疫系统，在抵御疾病方面已经可以让人足够强大。

那么所谓的"免疫力"是越高越好吗

正常健康人的免疫力都在正常范围，分出一个"高与低，强与弱"没有任何意义。当然在特殊疾病状态下，或者应用免疫抑制剂时会出现免疫力的下降，比如艾滋病患者、移植后患者以及长期大量口服激素的肾脏病患者。

当然，还有一种疾病状态是免疫力过于强大，以至于免疫系统会错误地攻击人体自身的正常细胞，引发很多自身免疫性疾病，比如系统性红斑狼疮、干燥综合征、多发性硬化症、肾小球肾炎。

也就是说，免疫力正常就好，过高过低都不是什么好事。

老年人可以通过药品或者保健品来提高免疫力吗

现实生活中，对于中青年人群，往往身体都是棒棒的，一年也不会生几次病，都不太关注免疫力的问题。但是对于老年人，生病的机会不仅大大提高，而且病情更重，好转的更慢，所以老年群体往往是最关注免疫力的，寄希望于免疫力提高了，可以少生病。那么对于老年人，能通过药品或者保健品来提高免疫力吗？

这是一个非常实际而富有挑战性的问题，在现代医学研究里，的确存在免疫衰老这种说法，免疫衰老是指免疫系统会随着年龄的增加而发生变化，这种变化的结果就是老年人患感染、恶性肿瘤及自身免疫性疾病的风险相较于年轻人有所增加。有数据显示，在 65 岁及 65 岁以上的人群中，肺炎、流感感染和癌症发生概率显著增加，免疫功能降低也可能是原因之一，但是我们也不能忽视诸如营养不良、共存疾病（如糖尿病、慢性阻塞性肺疾病）等相关因素的影响。

目前医学界的主流观点认为，充足的营养是健康老化的基础。营养不良与免疫缺陷有关。目前尚无有说服力的证据显示某种药物或者保健品可以对抗正常的免疫衰老。

看来，老年人想要有一个比较好的免疫力，首先要保证有一定的营养基础，简单来说，就是要吃得好！特别是那些存在营养不良情况的老年人，需要积极的改善。对于免疫力而言，每天吃好三顿饭远比吃喝那些故弄玄虚的保健品更有意义。

老年人的"免疫力"如何"提高"

为了实现长寿的目标，并且过着有质量的生活，正如上文所说，充足的营养对于优化免疫功能来说是必需的。除此以外，我们还能做些什么呢？

营养补充剂：虽然维生素（A、D、E、B_6、B_{12}、叶酸和C）与微量元素（硒、锌、铜和铁）为正常免疫功能所必需，但是目前没有研究显示维生素或矿物质补充剂能提高免疫功能。不过，老年人群中维生素 D、维生素 B$_{12}$等特定营养素缺乏的比例较高，建议按照每日推荐量摄入。

体育锻炼：有一些证据表明，长期、有规律的、中等强度的锻炼可改善部分老年人免疫功能，比如规律的有氧运动能增强对流感疫苗接种的免疫应答。老年人可以根据自身的身体情况选择合理的运动并长期坚持。

疫苗接种：对于 65 岁以上的健康老年人，应常规进行疫苗接种，预防破伤风、白喉、百日咳、带状疱疹、流感和肺炎球菌感染。

此外，想要延年益寿，还应该保持良好的心情，这需要我们更多给予老年人心理、社会支持，常回家看看陪陪家中的老人，这要比送保健品更有益。逢年过节，比送爸妈高价保健品，更有意义的事是陪伴！

谣言背后的健康真相 2

专家有话说
人血白蛋白能增强免疫力，是真的吗
袁中珍　唐玥璐／重庆市肿瘤医院

　　参与人体免疫反应的是免疫球蛋白，而不是白蛋白。白蛋白与免疫球蛋白分属不同种类的蛋白质，它们在体内发挥的作用也不一样。白蛋白在人体内最重要的作用是维持血管内胶体渗透压和物质运输，并不参与机体免疫反应的。

　　大剂量输注人血白蛋白，不仅不能提高免疫力，反而可能引起机体免疫功能下降。这是因为白蛋白制剂中含有某些生物活性物质可能对人体的免疫功能产生干扰作用。

　　结论：输注人血白蛋白≠提高免疫力。

　　白蛋白属于大分子物质，从营养支持的角度来说，人体对于白蛋白是不能直接吸收利用的，必须先水解为氨基酸，然后才被机体利用重新合成为人体所需要的蛋白质。在生理状态下白蛋白的半衰期为15~19天，也就说白蛋白释放出氨基酸的速度很缓慢，所以当日输入的白蛋白还不能发挥营养作用。

　　结论：输注人血白蛋白≠提高营养。

汉堡有肉有菜有主食，难道还是"垃圾食品"

程改平　陈思 / 四川大学华西医院

这是一个健康至上的时代，也是一个"垃圾盛行"的时代；这是一个自我克制的时代，也是一个挥霍任性的时代；这是一个科学理性的时代，也是一个谣言惑众的时代。今天咱们就来说一说垃圾食品，想必你的脑海中已经列出了一个垃圾清单，上面有汉堡、薯条、糖果、可乐、油炸小吃等。可你知道你时刻警惕着的"世界卫生组织十大垃圾食品名单"其实是子虚乌有的吗？！世界卫生组织已明确辟谣，表示"世界卫生组织从未发布过垃圾食品的名单"。

传说中的"垃圾食品"到底是个啥

究竟什么才是垃圾食品，有相关资料这样解释的，"英语：Junk Food，或称垃圾食物，指被认为不健康食品，世界卫生组织所提示的不健康食品是以比较的方式呈现，比如高能量、高蔗糖、高脂肪的饮食比低能量饮食，如水果或蔬菜，不健康"。然而，国内营养界并无"垃圾食品"的概念，这只是一种民间约定俗成的讲法。目前营养学界主流也不建议将食品分为"垃圾"食品与非垃圾食品。不少营养专家表示，没有垃圾的食品，只有垃圾的吃法。人们那么关注"垃圾食品"，究其缘由，是老百姓对食品营养与健康关系的一种担忧。

随着洋快餐行业的强势崛起，肥胖、高血压、糖尿病等慢性疾病的发病率居高不下，不少民众将罪恶的源头悄然指向了洋快餐行业，认为以汉堡为代表的快餐食物都是不健康的。

何为汉堡

汉堡包的名字源于德国汉堡，当时可能用质量较差的肉（边角料）加工，人们称之为"汉堡肉饼"，也就有了最初的"垃圾食品"。其实这个"垃圾食品"并不垃圾。

生活水平日益提高，人们已从简单追求"口腹之欲"转而关心"营养与健康"。汉堡究竟有没有营养？健不健康？这里有两个派系。

红方：有肉有菜有主食，有营养！

蓝方：高油高脂高能量，不健康！

我们来讲道理，讲科学：现以最常见的鸡腿汉堡为例进行营养分析。

单层汉堡的能量、蛋白质含量尚可，且有一定的主食基础。不可忽视的是，脂肪含量较高（脂肪摄入占每日推荐摄入量的 35%），膳食纤维及维生素 A、C 较为匮乏。中国居民平衡膳食宝塔（2016）推荐每日蔬菜类摄入 300~500g，汉堡里的蔬菜量往往不足 20g，要是一天三餐吃汉堡，这个量是远远不够的。

但是若以此汉堡作为一餐，同时搭配一片全麦面包，一份少加酱的蔬菜沙拉，既弥补了汉堡维生素、膳食纤维不足的劣势，同时又降低了脂肪的供能比，这就是营养搭配、均衡膳食的魅力。

如果你贪图方便，直接点一份汉堡搭配薯条、可乐的套餐，你不仅失去了自己搭配健康饮食的机会，也说明你还局限于垃圾搭配的思维里。

说汉堡不健康的主要依据

世界癌症研究基金会发布的新版《食物、营养、身体活动与癌症预防》里面提出了关于癌症预防的十条建议，其中一条指出要"限制摄入高能量密度的食物（提到了汉堡包）。"这个建议主要是为了预防和控制体重增加、超重和肥胖。

汉堡脂肪含量高，主要是汉堡中的肉饼（常为鸡肉、牛肉等）多采用油炸或煎烤的烹调方式。油炸食品带来高脂肪高能量的同时，还会产生许多有毒有害物质。油炸肉制品中含有的多环芳烃、杂环胺类污染物等虽都是微量存在，且为潜在毒性，但多种污染物的协同危害也是不容忽视的。如果断然因为这个就将它拒之门外，那你很多东西都不能吃了。

比如说让人垂涎三尺的糖醋里脊，香酥鸭等，哪样没有经过油炸？做人不能双标哦！油炸食品不是不能吃，但是要少吃。毋庸置疑，改良烹调方式食用汉堡收益会更大，现在市场上的汉堡肉饼就采用了一些改良的烹调方式。市场需求决定销售走向，健康是消费的起点，更是消费的终点。更多的人追求健康的烹调方式，相信更多商家也会抓住这个契机。

难道汉堡真的一无是处吗

方便易得，对那些急需补充能量、蛋白的人来说，汉堡能量密度高，也可以是很好的食物。饥肠辘辘之时，吃上一个汉堡，幸福感会爆棚。这时就有不友好的声音了"汉堡能量高，吃了不长胖？"其实，关注一餐饭能量总摄入比深究某种食物的能量更重要。而且，即使选择能量低的食物，若是大量摄入，量上去了，能量自然就摄入多了，还是会长胖。不同的人营养需求不一样，高矮胖瘦，营养摄入考虑的角度也不同，从自己的营养需求出发合理搭配食物，注重搭配比关注单种食物获益更大。从均衡膳食角度，汉堡也可以作为正常饮食的一部分。

食物无好坏，关键在搭配！垃圾的食物搭配是原罪，汉堡且当做帮凶吧。

偶尔放飞自我还是可以的哦！

谣言背后的健康真相 2

二价 HPV 疫苗是国外淘汰的产品吗

梁媛 / 复旦大学附属妇产科医院

2017 年的医疗界头号网红，非 HPV 疫苗莫属。顶着"抗癌疫苗"金色光环进入中国市场的 HPV 疫苗，究竟是一位怎样的网红呢？

什么是 HPV

HPV 是人乳头瘤病毒的英文简称，它有超过 100 种亚型，其中至少有 40 种可致生殖器感染。按照致病性，可以将 HPV 的不同亚型分为高危型（致癌型）和低危型。持续的高危型感染可引起宫颈癌等癌症，而低危型感染则可引起生殖器疣。

HPV 通过什么途径传播

HPV 主要通过性传播（当然也存在其他传播途径），

它的感染十分常见，常无明显症状。在性活跃人群中，多数人一生至少会有一次 HPV 感染史。多数 HPV 为一过性感染，短期内会被人体自行清除。

目前有几种 HPV 疫苗可供选择

目前全球的 HPV 疫苗有 3 种，包括：

★二价疫苗 Cervarix：针对 16、18 型 HPV，用于预防这两型 HPV 感染导致的宫颈癌，这两型的 HPV 感染可引起 70% 的宫颈癌。

★四价疫苗 Gardasil：四价疫苗在二价疫苗的基础上增加了对低危亚型 6 型和 11 型 HPV 的预防，可以预防 6 型和 11 型 HPV 感染导致的生殖器疣。

★九价疫苗 Gardasil-9：九价疫苗针对的是 HPV 的 9 种亚型，即 6、11、16、18、31、33、45、52、58 型，进一步扩大了疫苗的覆盖范围。

在我国内地，目前上市的有二价和四价 HPV 疫苗。

我们使用的是国外淘汰的疫苗吗

在美国，二价疫苗已经退市，所以有人会产生类似的疑问：我们使用的是国外淘汰的疫苗吗？

事实上，二价疫苗在美国退市的主要原因是价格问题，而不是因为效力和安全性。九价疫苗尚未进入我国内地市场主要是因为疫苗的审批标准问题。

什么样的人适合接种HPV疫苗

HPV疫苗最适合的接种人群是开始首次性生活前的青春期女性，这是因为性生活开始后，感染HPV的风险迅速增加。因为有数据表明青少年的初次性生活时间逐渐提前，故推荐早期接种疫苗。虽然有研究提示，女孩在较低年龄（9~14岁与15~26岁相比）接种HPV疫苗可有更高的抗体水平，但这种强的免疫应答是否增加疫苗的有效性还存在争论。各国对疫苗接种时间的推荐主要还是考虑平均的首次性生活时间，当然也有9~14岁这个时间段免疫应答更强的考虑。

有了性生活以后，也可以接种HPV疫苗。

目前国内批准的二价疫苗的适应年龄为9~25岁，四价疫苗为20~45岁。

男性可以接种HPV疫苗吗

在一些国家，四价和九价疫苗被批准用于男性，主要用于预防肛门癌、阴茎癌、生殖器疣等疾病和减少 HPV 在性伴侣之间的传播，但国内尚未批准将 HPV 疫苗用于男性。

孕期和哺乳期可以接种 HPV 疫苗吗

孕期不可以，哺乳期可以。目前国际上普遍不建议在妊娠期间接种 HPV 疫苗，但就目前的研究看来，未发现接种 HPV 疫苗对胎儿不良影响的证据。

通俗的说就是：已经知道怀孕了，就不可以打 HPV 疫苗。在疫苗注射期间应该采取避孕措施，但如果接种后发现意外怀孕，仍然可以继续怀孕，只是需要停止后续接种等到分娩后再完成。哺乳期的妈妈可以接种 HPV 疫苗。

以前或现在 HPV 检查阳性是否还能接种 HPV 疫苗

可以，但效果要打折扣。HPV 感染分为不同的亚型，既往或现存的感染通常不会包含疫苗能针对的所有 HPV 亚型，因此即使过去或现在有 HPV 感染，也能接种疫苗。

注射 HPV 疫苗安全吗

总体来说，注射 HPV 疫苗还是安全的，HPV 疫苗不含病毒 DNA，不会导致 HPV 感染。主要的不良反应为注射部位的红肿和疼痛。

HPV 疫苗的价格

疫苗的价格因疫苗种类和注射地点的不同而有所不同。二价疫苗全程的价格在 1700~2500 元左右，四价疫苗在 2400~3500 元左右。

HPV 疫苗在哪里接种

就近的预防接种门诊即可接种 HPV 疫苗。预防接种门诊一般在社区医院和卫生服务中心。鉴于目前接种 HPV 疫苗在国内刚刚铺开，最好先通过电话、微信、APP、电商平台或网站等渠道先咨询、预约，之后再前往注射。

HPV 疫苗怎么接种

HPV 疫苗分 3 次接种，时长为 6 个月，采用肌内注射的方式完成接种。二价疫苗在第 0、1、6 个月分别接种 1 次，四价疫苗则在第 0、2、6 个月各接种 1 次。

接种二价疫苗以后，还能再接种四价或者九价疫苗吗

原则上可以，但性价比不高，不推荐。任何 HPV 疫

苗都能有效预防宫颈癌，再考虑到接种需要投入的时间和费用，反复接种的性价比实在不高。

HPV 疫苗的有效期是 5 年左右，过了有效期是否需要补打

从 HPV 疫苗 2006 年在欧美上市至今也就是 12 年时间，从跟踪研究中发现保护性抗体目前还是存在的，当然，这种跟踪研究还会继续下去，因为保护效果需要时间来验证。目前未见到需要补打的推荐或研究。

对于已经有性生活的人，注射疫苗前是否要先进行 HPV 病毒筛查

不需要在注射疫苗前额外增加一次 HPV 病毒筛查，按本来的宫颈癌筛查方案常规进行就可以。宫颈癌筛查方法包括细胞学检查和 HPV 病毒检测，选择怎样的筛查方法和时间间隔是根据年龄段和既往的检查结果确定的，而不是由是否注射疫苗决定的。

接种了 HPV 疫苗以后还要做宫颈癌筛查吗

要。HPV 疫苗接种不能替代宫颈癌筛查。定期的宫颈癌筛查非常必要。

专家有话说
只要感染 HPV 就会患宫颈癌吗
周琦　王冬 / 重庆市肿瘤医院

事实上，HPV 感染是一种极为常见的病毒感染，凡是有性生活的女性，都有可能通过性接触将 HPV 带到生殖道内。

正常情况下，HPV 会被人体免疫系统清除，所以短暂的感染很正常，类似于得了一次病毒感冒，甚至可能还没有出现感冒症状，病毒就已经从体内被清除了，并不会发展为癌前病变。只有少数免疫功能较弱或免疫机制缺陷的女性，无法消灭进入体内的 HPV，导致 HPV 持续感染，才有可能发展成为宫颈癌。

也就是说，绝大多数的宫颈癌是由 HPV 引发的，而且是高危 HPV 病毒持续感染，但并不等于感染 HPV 的人都得宫颈癌。

老司机带你识别身边那些"健康食品"

阮光锋 / 科信食品与营养信息交流中心

每个人都希望吃到"健康食品"，因此许多商家为迎合大众的喜好提供了各种"健康食品"。

市场上的健康食品五花八门，每个都号称自己是最健康的食品，什么含有几十种营养成分、权威机构研究证明、包治百病等，让人们难以拒绝。然而，这些健康食品，很多都存在虚假宣传的问题。

为了帮助大家更好地识别身边所谓的"健康食品"，作为一名老司机，今天我就带领大家一起开车，来看看身边最常见的几种健康食品的忽悠，满满的都是套路啊！

套路 1：治疗 XX 疾病

中国传统文化中一直有药食同源的说法。所以，一旦哪里有什么不舒服或者生了什么病，大家都希望吃点什么东西就能好。实际上，食品不是药品，任何食品都不具备治疗疾病的作用，也不能声称有治疗功效。

生活中有很多不法商家利用了大家在健康上想走捷径的心理，在售卖所谓的健康食品，为了销量，在营销时往往会夸大产品功效，含有绝对化用语和不实承诺，声称可以治疗某种疾病，如"根治""药到病除"等用语，或者以"无效退款""包治百病"等作为承诺，如果看到这样的食品，一定注意长个心眼。

例如，我国食药监管部门就曾通报过某企业的一款食品，它宣传"天天见奇效，前列腺肥大完全好了"等，这就是典型的虚假宣传。

套路 2：含有 XX 种营养成分

人体需要从食物中摄取多种营养成分，每一种有各自适当的需求量。除了婴儿，人们每天都吃多种食物，各种食物构成的总膳食才给我们提供了人体所需要的营养。按照营养素密度的高低，我们通常认为，一种好的食物能高效提供某种或者某几种容易缺乏的营养成分（比如维生素、微量元素等），而其他需要限制摄入的营养成分却比较少（比如脂肪和糖）。

实际上，"含有 XX 种营养成分"是一个没有太大参考价值的指标。而广告中所说的"含有 XX 种维生素、XX 种矿物质等人体需要的营养成分"也基本是废话，因为你随便在路边采一把野草去检测，也能检出类似的结果。

之前火爆朋友圈的麦苗青汁就宣传自己含有十几种营养素，然而这有用吗？量太少了！要知道，现代食品检测技术发展到今天，几乎在所有食物中都能检测到几十甚至更多种营养素。所以，罗列多少种营养素完全没有意义。

判断一种食物的营养，除了看它所含营养素的种类是不是丰富，还要看各种营养素的量是否多、是否均衡。只说种类"丰富"，不提含量多少，完全是一个逻辑陷阱，让人产生"这种食物所含的营养素真多、营养价值真高"的错觉。

套路 3：XX 大学、XX 权威机构最新研究发现

很多健康食品为了吸引大家的眼球，在宣传时都会王婆卖瓜自卖自夸一番，声称其产品是经过某某权威机构、某某名牌大学、医疗机构、学术机构、行业组织等的研究验证，为产品的功效作说明，以增强产品的权威性和说服力。

实际上，任何一种食品或者食品成分的健康功效，都

要经过多年、大量、各角度、多机构的研究，才能形成科学界共识。

而"XX 大学研究发现""XX 权威机构研究发现"一般只是在特定条件、特定体系中的初步研究，有科研价值但远远不足以作出"结论"。很多广告是把研究结果进行了歪曲、夸大来忽悠公众。

说食品大家可能没有如此痛彻的领悟。我就举个生活中最常见的例子吧。大家都听过"一晚低至一度电"的广告吧？你们家是不是还因此买了几台？

但是，你知道吗，想要实现"一晚一度电"，必须满足开启节能模式、房间不能太大、较好的封闭条件、室外温度 30℃、室内制冷设定在 26℃等条件。这些条件就是特定条件。

不满足这些条件，"一晚一度电"就是逗你玩儿！很多"健康食品"的最新研究也是如此。

还有很多健康食品经常宣传一些无法证实的所谓"科学或研究发现""实验或数据证明"等方面内容。比如，国家食品药品监督管理总局曾通报有企业在宣传某益生菌产品时就称"联合国国际生态安全科学院指出，人类肠胃如果每天定植高活性、高含量的双歧杆菌，那么人类将可以与肠胃病绝缘，人类寿命有望达到 140 岁。"等无法证实、无法操作的虚假内容。（高活性？多大活性！高含量？多大含量！）

套路 4：含有人体必需营养物质

很多健康食品的宣传还会声称其含有人体必需的营养物质，这让很多人无法拒绝。不过，这句话其实完全是偷换概念。

人体正常运行需要的营养物质有很多种，水也是必需的呢。但是，"人体必需"跟"需要补充"完全是两码事。

有些人体需要的物质要人体自己生产才有用，靠食物吃进人体并没啥用，比如胶原蛋白（如阿胶、花胶等）和各种酶（即最近几年异常火爆的"酵素"）。有些物质是只要能正常吃喝就不会缺乏，比如脂肪、碳水化合物、磷、氯、钠等。

因此，用某种食物含有多少"人体必需的物质"来显示它有多"健康"，完全是偷换概念。

套路 5：祖传疗法、祖传配方、纯天然

纯天然食品也越来越多。不过，"纯天然"并不完全

代表洁净、卫生，即使是"纯天然"的食物也可能致命。

实际上，许多食品中都含有天然有害物质，例如生豆角中有溶血物质、发芽土豆中有毒素、鱼胆中含有天然的有毒物质、某些鱼类中含有胺等可能导致中毒的物质等。如果对这些食品处理不当，就会发生危险。所以，即便是一些"纯天然"的食品也可能有毒、有害。

纯天然食品也不一定更健康。比如一包酥化饼干，即使它在生产过程中完全不添加人工合成物质，也没有农药等污染物，就算贴上"纯天然"食品的标签，但是它的成分几乎都是糖、脂肪以及能量，虽然是"纯天然"的，但多吃也不会有益于健康。

目前，国际上包括我国，都没有明确的"纯天然"食品的标准。人们很难界定究竟什么样的食品才是纯天然的。在实际操作中，只要生产的食品没有添加人工色素、人造香精或者合成物质，食品生产厂家都会使用"纯天然"这个标签，甚至很多企业会直接使用"纯天然"的标签。

如果按照人们所期望的没有农药、没有兽药等化学物质来作为评价纯天然食品的标准，我们也许根本找不到纯天然食品。要知道，随着现代社会的进步，农药、化肥等的使用越来越广泛，我们吃的东西，其生长环境或多或少都不可避免地会接触这些物质。

"纯天然"也并不代表绿色健康，要警惕商家"纯天然"食品的误导宣传。纯天然食品当中也会存在对人体不利的成分，通过必要的食品加工可以把有害物质去掉，所以，很多食品加工处理也是必需的。

至于"祖传"的说法，完全无法验证，没有经过科学的考证，更加不可信。老司机建议大家还是不要被它给迷惑了。

总结

▲人体健康的基础还是在于均衡营养、饮食多样化、合理作息，仅靠一种或者几种食物是不能保障人们的健康的。

▲消费者平时在购买食品时，一定要睁大双眼，识别这几个"健康食品"的惯用伎俩。

▲牢记：食品不是药品，没有治疗作用。如果真的生病了，最好在医生的指导下治疗。

降压药用上就是一辈子吗

褚明 / 江苏省人民医院

随着社会经济的发展，有两个问题日益突出，那就是环境和饮食问题。大的环境受工业化的影响很明显，但是人们餐桌上的食品，包括饮食习惯，也随着经济的发展而逐步变化，明显的特点就是饮食习惯西化，高脂肪饮食，加上国内不少地方高盐饮食习惯，导致我们高血压发病率居高不下，而且心脑血管并发症越来越多。

为什么会得高血压

很多人会有疑惑，年龄不大，父母也都没有高血压病史，自己怎么就高血压了？求助医生，一定要好好检查，找找原因。实际上，高血压分为两种，一种是有原因的高血压，称为"继发性高血压"，还有一种是找不到原因的高血压，大多是"原发性高血压"。所以，血压升高并不一定是高血压，但是不同的时间三次以上检测血压大于 140/90mmHg，可以诊断"高血压"，这是第一步，部分人是因为情绪、睡眠、劳累等因素导致血压偶尔升高，尚不能诊断。但是，一旦诊断，就需要监测血压，同时排除继发性高血压，主要是做一些针对性的检查，以及结合自我的症状，因为往往继发性高血压会有一些伴随症状。如果各项检查都是正常的，那你不需要疑惑，八成就是"原发性高血压"。

高血压是不是"熬夜加班"惹的祸

前面提到，原发性高血压往往找不到具体原因，这是很多人的疑惑，怎么会没有原因呢？非要给个答案，只能说这是一个综合原因。原发性高血压的出现可能是多种原因综合作用而出现的结果，其中，"熬夜加班"等生活方式无疑是助推器，也是目前社会生活的现状，某种程度上讲，是无法避免的，作为人类的社会属性，无法切断职业生活。与其苦恼的找原因，还不如正视高血压的现状。

降压药用上就是一辈子吗

大多数高血压患者确实需要终身服药控制。但是深受"是药三分毒"的概念影响，很多人不能接受长期服药。

这个概念某种程度上被市场营销所利用，必须警惕。相当多的围绕"高血压"开发的所谓保健品，在过度消费"是药三分毒"这个概念，从而使得较多高血压人群得不到有效的降压治疗。目前多数降压药的安全性已经得到充分的论证，实际观察下来也确实如此，所以对于高血压药物毒性的担忧完全没有必要。

大多数高血压患者只要在服药的同时，坚持执行低钠饮食、减肥、运动等生活处方，就能使药物的效果发挥得更好，药物的剂量有可能会减少，甚至一段时间内可以不服用，主要根据血压的波动情况判断。

不过也存在两种可以停药的情况。第一种，老年高血压朋友，随着年龄的增长，血压会下降，甚至恢复到正常水平，其中原因可能和交感神经兴奋性下降、衰老或合并其他基础疾病有关，这种患者可能不需要继续服药，现实中确实能观察到这种现象；第二种情况，部分轻度高血压患者，通过低盐饮食、体重控制、有氧运动等生活方式调整，血压可以降到正常范围。

最后提一点，科技的发展日新月异，除了药物这一古老处方，医学上确实有一些无创或微创的手术及器械治疗在尝试治愈高血压这一世界难题，相信不久的将来一定可以让不少高血压朋友获益，但一定记住，无论哪种治疗，要选择正规医院，正规途径，谨防上当受骗。

为什么我吃的降压药和别人不一样，能不能更换

药物处方是高血压治疗的主力军，也是控制高血压、减少心脑血管疾病的功臣。目前市面上的降压药种类繁多，具体到商品名称就更多了，那究竟选择哪一种药呢？这个问题很现实，又很多余，为什么？我说一个现象，你到一所三甲医院，诊治你的高血压，真正能给你治疗的医生有很多，那你选择哪一个医生？这是不是同一个问题？事实上，对于高血压这一常见疾病，绝大多数的医生都可以诊治，不要怀疑能力之类的原因。所以，绝大多数的正规降压药也都可以治疗你的高血压，不要怀疑哪一种药物的效果。

但是，整体上有几个原则可以和大家分享：首先，初始用药尽量去正规医院门诊，千万不要路边的药店随意购买服药；其次，高血压的用药需要结合一些个人不同的情况，比如合并糖尿病，或肥胖等，那么对于降压药的种类上会兼顾一些个体情况，这也就造成了不同的人用药可能不一样；再者，医生还会根据个人的职业特点，比如工作繁忙出差较多的，尽量避免一天多次服药，对于经济收入不高

的，还得选择一些相对价格低的药物来控制血压，但价格低不代表疗效低，所以切勿比较甚至攀比；最后，如果血压控制很平稳，切勿随意更换药物，每一次的换药应该有充分的理由，并征得医生的同意，切不可听信亲戚朋友的"善意规劝"。

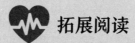 拓展阅读

关于高血压用药，更多精彩内容请扫码阅读

★高血压用药八大误区，你入坑了吗？

减肥一定要低脂吗

郑西希 / 北京协和医院

对于一个从事全职工作又要控制体重的人来说，对于减肥总是特别敏感，又充满困惑。今天我们就来整理一下关于减肥的是是非非。

流言 1：体重是由基因决定的，有人天生吃不胖而有人喝凉水都长胖

肥胖确实有基因的成分，比如先天缺乏瘦素的小鼠，它们进食明显增多并且导致严重肥胖。人类中也有一些遗传疾病会让体重控制机制出问题从而导致肥胖，但是这只是极少数情况。

对于大多数人，体重是基因和环境因素共同作用的结果，而且研究显示通过改善环境和生活方式治疗肥胖可以达到和使用药物类似的疗效。

从 20 世纪初到现在，肥胖的比例明显上升，而人类的基因并没有太大的改变，改变的只是环境因素，这更加说明了后天的生活习惯和环境对于体重的影响非常大。

流言 2：热量逆差是可以简单叠加的

减肥和能量差有关，摄入小于消耗就会出现逆差，但是逆差是不能简单叠加的。

做一道简单的数学题：每天多消耗 100kcal，一年可以多消耗 36 500kcal，每斤脂肪是 4500kcal，所以一年可以减 8 斤脂肪，5 年可以减 40 斤脂肪（20kg）。

但是实际上在临床试验中看到的是，每天少吃 100kcal，5 年大约能减 9 斤（4.5kg），和预计的相差甚远。

这是为什么呢？

这是因为身体会通过各种方法拒绝改变，降低基础代谢，努力将体重控制在稳定的调定点，导致所减的体重不是简单的叠加。

少摄入的能量也不会完全减在脂肪上，肌肉等瘦体重同时也会流失，所以能量逆差 ≠ 减掉的肉肉。

减肥不只是像做数学题这么简单，而是要持续让自己的身体处在新的挑战中，离开自己的"舒适区"，才能维持减肥的速率。

流言3：减肥 = 多吃蔬菜和水果

很多人提到减肥的第一反应就是吃草，还有吃水果，喝果汁代餐之类的。

蔬菜和水果本身是有益健康的，大多数健康的食谱也都推荐每天摄入多份蔬菜水果，包括号称世界上较健康的"地中海饮食"也是，但如果不在其他行为和生活方式上做改变，在摄入很多主食的同时还吃大量的蔬菜水果，或者仍然持续静坐的生活方式，那么单凭蔬菜水果本身是无法减肥的。

水果和蔬菜还有点区别，首先介绍一下升糖指数，即吃某种食物后血糖升高的速率，是和食物转化为脂肪的效率相关的，升糖指数越高，越容易刺激胰岛素分泌，导致糖被转化为脂肪。水果中的糖分含量较高，很多水果的升糖指数也很高，特别是热带水果，菠萝、荔枝、芒果、木瓜等，升糖指数都达到60以上（纯葡萄糖是100）。

与水果不同，果汁是弃去了水果中的膳食纤维部分，相当于把水果中的糖分提纯果汁的升糖指数普遍比同种水果高出 20 左右，所以只喝果汁的代餐不一定能减少热量摄入，还会升糖指数更高，让你合成脂肪更多、饿的更快。

流言 4：要想减肥一定要低脂

减肥 ≠ 低脂，这是近几十年营养学研究的一致结果，数不胜数的实验证实高脂肪低糖的饮食比高糖低脂肪减肥效果更好，而且"地中海饮食"就是一种相对高脂肪的饮食，它却是最健康的饮食之一。

减肥就是要减少脂肪是最根深蒂固的错误观念之一。

有人的想法是吃什么长什么，多吃脂肪就长肥肉，这是不对的。所有的食物，不论脂肪、糖、蛋白质，都是要经过消化吸收后成为最基本的小分子才被吸收的，比如对心血管疾病非常不利的胆固醇 98% 是内源合成的，而不是从食物中直接获得的。多少热量会储存为脂肪是由热量平衡和激素调控的。

另外一些人的想法貌似更有道理一些，脂肪 1g=9kcal，而糖类 1g=4kcal，脂肪能量密度高，所以吃多了更容易胖。

这是没错的，但是脂肪的升糖指数低、消化所需时间长，所以只要适量、搭配的好，脂肪也是减肥利器，况且健康的脂肪(橄榄油、深海鱼、坚果)含有更高的不饱和脂肪酸，对心血管疾病有益。

随着"低脂"概念的流行，很多食品工业会利用"低脂"作为卖点，低脂酸奶、低脂饮料比比皆是，但细看食品标签，这些"低脂"的食物，糖的含量超高，并且有很多增稠剂、着色剂，这些合成食物反而是减肥的大敌。

流言5：运动会让我变壮，减肥只要节食不运动

运动本身消耗的能量比起运动后的那顿大餐可能微不足道，跑步30分钟或者4~5km消耗大约250~300kCal的热量，相当于5块奥利奥饼干或者一条士力架。很多人认为我运动了就可以多吃一点零食，这样肯定是不能减肥的。

但是运动的好处不止限于当时消耗的那点热量。

运动是一种很好的减压方式，比起坐在电脑前吃零食更为健康，且多种研究都证实运动对于心血管健康、骨骼健康有益。

同时，运动(特别是抗阻运动，也就是我们日常理解的力量训练)还利于肌肉生长，更多的肌肉本身就可以帮我们消耗更多的热量，增加基础代谢，更容易瘦下来，人看着也更紧实。

女生不用担心肌肉过度增加，女生只有很少的雄激素，想长肌肉非常困难，以我们日常的运动量，根本不用担心维度过大，很多专业运动员每天专门训练还很难达到呢。

流言 6：运动 30 分钟以上才能消耗脂肪

很多人认为需要运动 30 分钟以上才能消耗脂肪，所以减肥一定要做缓慢的有氧运动。这个流言已经没办法追溯源头了。但这是完全不正确的。

从运动开始的第一分钟就是糖原和脂肪混合供能，虽然运动时间越长脂肪供能的比例越高，但也只是从 50% 上升到 60% 这样一点点的差别。并不是运动一过了 30 分钟就开始奇迹般地只消耗脂肪了。

那么哪种运动利于减肥？是有氧运动（强度低时间长），还是力量训练（对抗阻力爆发式运动）呢？

在运动生理界的共识是，HIIT（短时间高强度 + 爆发式抗阻力运动）最利于燃脂，这类运动虽然总时间不长，但是可以产生运动后燃脂效应。

如果早上练几组 HIIT，可以让一天的基础代谢率升高，持续减脂。但是 HIIT 运动后会饥饿感很强，所以记得不要吃太多零食哦。

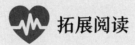 **拓展阅读**

怎么吃才能减肥，更多精彩内容请扫码阅读

★吃肉减肥，健康瘦身无危害？

★轻断食既能减肥还能提高免疫力？

功能饮料人人都能喝吗
李春微 / 南开大学附属人民医院

日常生活中，我们经常会听到类似这样的广告词"补充多种维生素和矿物质""添加膳食纤维和各种益生菌"。

随着社会的发展，人们对自身健康的关注日益增强。人们喝饮料的目的不再仅限于解渴或追求口感，对身体健康的促进、对生活质量的提高、对身心压力的释放成为人们对饮料产品的新期望。

什么是功能饮料

功能饮料是指通过加入特定成分，适应所有人群或者某些人群需要的液体饮料。我们把常见的功能饮料拆成三种来讲：能量饮料、运动饮料和具有其他作用的功能饮料。

能量饮料：能量饮料是最先出现的功能饮料，设计之初是针对需要熬夜工作的人群。

我们以某品牌能量饮料为例，其商标明确标示为"维生素功能饮料"，其中加入牛磺酸、赖氨酸、咖啡因、肌醇、维生素 PP、维生素 B_6、维生素 B_{12} 等各种功效成分。这些成分相互配合，协同作用，能够促进人体新陈代谢，吸收与分解糖分，迅速补充大量的能量物质，并能调节神经系统功能，从而取得提神醒脑、补充体力、抗疲劳的卓越功效。因此，人在生理疲劳，体内能量物质缺乏时，饮用能量饮料，可以快速消除疲劳，振奋精神，提高工作效率与生活质量。

运动饮料：市面上运动饮料品种也非常常见，其主要成分包括：低聚糖、多种维生素以及钾、钠等经过适当配比的电解质。

通过主要成分可以看出，运动饮料的主要作用是补充水和电解质，是根据人体运动的生理消耗而配制的针对特殊人群的饮料，也就是说，运动饮料是为运动的、需要出汗的、从事体力劳动的人群专门设计的。

具有其他作用的功能饮料：所谓的"具有其他作用的功能饮料"，主要是指市场上出现的一些植物类型的功能饮料。

★**膳食纤维饮料：**如含有大豆膳食纤维、魔芋可食性膳食纤维和果皮膳食纤维的饮料等。这些功能饮料中因含有水溶性膳食纤维，在胃和小肠内不被消化吸收，稳定地通过上消化道直至大肠，被肠道微生物菌群代谢发酵。可以有效改善肠道功能，如促进排便、缓解便秘以及提高肠胃舒适度。膳食纤维进入大肠后被有益菌如双歧杆菌、乳酸杆菌等选择性吸收利用，能够促进有益菌的增殖，调节肠道菌群平衡，还有使肠道内 pH 下调，利于矿物质的吸收等健康功效。膳食纤维饮料虽然口感"甜"，但是含有的能量较少，而且饱腹感比较强，有助于控制体重。从保健饮料的角度讲，含有膳食纤维的饮料有益于身体健康，但是不能用于疾病治疗。

★含有益生菌的饮料：益生菌是指能够促进肠内菌群生态平衡，对宿主起有益作用的活的微生物制剂。益生菌可以改善肠道环境，维持肠道菌群平衡，抑制有害菌的生长等，从而提高肠道免疫效果，起到改善胃肠舒适性，预防、改善便秘、腹泻，预防疾病的作用。要最大程度的发挥益生菌的作用，就要保证菌种的活性，因此生产、运输、保存各个环节应当严密控制。一般来讲，要购买益生菌饮料应买冷藏柜储藏的，而后低温或常温下饮用。因为益生菌饮料在生产、储藏过程中存在菌群丢失，如果单纯地为了摄入益生菌购买饮料，建议直接购买含益生菌或益生元的功能性饮食。

功能饮料适合所有人吗

适量饮用能量饮料对于多数身体健康的人，甚至是青少年来说都是安全的。过量饮用或不恰当饮用能量饮料会带来不良影响，具有潜在危险。儿童青少年对咖啡因代谢能力较弱，每天习惯性地多次摄入较高剂量的咖啡因极易出现诸如心动过速、心律失常、睡眠模式破坏等表现。为了保障良好的睡眠，睡前应避免饮用能量饮料。咖啡因与酒精同时饮用会减缓咖啡因的代谢，增加咖啡因中毒的可能性，因此功能饮料应避免与酒精和（或）其他药物一起服用，以免出现不良反应。由于电解质和水失衡都会增加心脏负担，所以已被诊断有心血管疾病的人在饮用功能饮料前应该咨询心脏病科医生。

运动饮料顾名思义是为运动的人群设计的，不进行运动的人饮用运动饮料，非但不能解除疲劳、补充体力，过量的糖分摄入还会让身体发胖；运动饮料中提供的电解质和微量元素等也可能会超过人体的需要，进而引起身体内环境的平衡紊乱，增加肾脏、心脏的负担，严重的会引起心悸等不良反应。

市面上的功能饮料可谓层出不穷，但是我们在选择的时候，要有自己的主见，选择适合自己的功能饮料，合理饮用，为自己的健康保驾护航。

支架和搭桥对冠心病是一劳永逸的治疗方法吗

王苏 / 首都医科大学附属北京安贞医院

随着生活水平的提高、压力的增加，冠心病已经从以前的"富贵病"转变成了一种常见疾病，心血管病死亡也成了城乡居民死亡的首位原因。平均每 5 例死亡患者中就有 2 例死于心血管病。

冠心病是如何发生的呢？为什么有些人一辈子都没有被冠心病所困扰，但有些人在而立之年就出现了心绞痛甚至心肌梗死呢？支架和搭桥对冠心病是一劳永逸的治疗方法吗？要回答这些问题，就要从冠心病的发病机制说起了。

冠心病是如何发生的

冠心病的全称是"冠状动脉粥样硬化性心脏病"，字面意思就是由于冠状动脉发生粥样硬化而导致的心脏病。动脉粥样硬化的过程是从人出生时就开始了，只是进展速度因人而异。

我们的动脉并不是铁板一块，血管的内皮就像房顶上的瓦，有时会因为各种原因损坏而出现一些"破洞"，这时我们血液中的一些代谢废物和血脂之类的物质就会跑进"破洞"里沉积下来。等破洞修好了，这些废物就被盖在"瓦片"的下面。随着时间的推移，瓦片下面的废物越来越多，就会把瓦片顶起来，形成粥样硬化斑块。

随着斑块的逐渐长大，血管腔会一点点被堵塞，直到堵塞到足够严重的地步，就会出现心绞痛。如果斑块突然破掉，斑块里面的物质暴露在血液中，就会形成血栓，突然地将血管彻底堵塞，导致急性心肌梗死。

那么回到刚才的问题，为什么有些人一辈子都没有心脏病之忧，有些人年纪轻轻就犯了心绞痛或者得了心梗呢？

除了遗传导致的某些人冠心病早发以外，冠心病有很多危险因素会导致冠状动脉粥样硬化的速度加快。这些危险因素有：男性（没错，男性就是比女性更容易得冠心病）、绝经后女性（失去了雌激素保护，冠心病发病率会变高）、年龄（年龄越大，冠心病风险越高）、吸烟、高血压、2型糖尿病、高脂血症、肥胖、久坐不动的生活方式等。

如果能够尽量避免自身可控的危险因素，尤其是吸烟

（包括二手烟和三手烟），或者在患高血压、糖尿病后控制好血压、血糖的水平，冠心病就会来得更晚一些。

那么如果不幸已经患上冠心病怎么办呢？这时候就需要心内科或者心外科大夫来处理了。

支架和搭桥对冠心病是一劳永逸的治疗方法吗

随着技术的发展，冠心病的治疗手段也从以前的单纯药物治疗逐步过渡到主流的内科介入治疗（支架）及外科手术治疗（搭桥）。

目前的内科介入治疗就是在透视下将粥样硬化斑块用球囊压扁，并置入支架恢复管腔的正常大小。外科搭桥治疗则是应用一条新的血管将血流引到斑块的远端，恢复被堵塞的血流。

仔细思考一下就会发现，这两种方法只是想办法恢复了冠状动脉的血供，而并没有解决冠状动脉粥样硬化的问题。所以支架和搭桥并不是一劳永逸的，如果不能有效地控制粥样硬化的进程，心绞痛、心肌梗死等依然无法避免。

无论是支架还是搭桥术后，都需要规律口服抗血小板药物和调脂药物，这一点是毋庸置疑的。同时，患者还需要控制好自身的危险因素，如严格戒烟、严格控制血压、血糖等。

冠心病人能运动吗

与大多数人的认知不同，冠心病介入或手术治疗后并不需要长期卧床静养，而是需要在医生专业的指导下尽可能的运动，这与很多其他手术是不一样的。

正如前面说的，血压和血糖这些比较容易量化的指标往往更能获得患者的关注，但规律的运动就可能被患者忽视。有的年轻患者甚至在出院当天的下午就恢复了工作，他们当中有一大部分都是从事伏案工作；另外一些老年患者，尤其是心脏外科搭桥术后的患者，则遵从着"伤筋动骨一百天"的习惯长期卧床。殊不知，久坐或久卧不动的生活习惯正是冠心病的另一大危险因素，且缺乏运动还可能导致血栓栓塞、运动耐量和体能下降等不良后果。故冠心病术后应该在医师的指导下进行规律有效的运动康复。

刚刚做完心脏手术就去运动安全吗

刚刚经历过心脏手术就去运动，会不会再次诱发心绞痛甚至心肌梗死呢？其实这个问题在很多年前也是存在争议的，尤其是刚刚经历过心肌梗死的患者短期内进行运动康复，听起来就不那么让人放心。然而2001年一项研究显示，对于放了支架的患者，运动康复能够明显改善生活质量和运动耐量，而且也显著降低了心脏病再次发作和住院的发生率。

当然，运动康复的安全是建立在专业指导之上的，术后第二天就去跑一万米显然是不合适的。运动康复相关的专业人员会通过心肺运动试验等方法详细评估患者的心肺功能，制订针对个体的运动处方，并通过不断的检测进行调整。

更多精彩漫画

还以为 O 型血是"万能血"，你已经 out 了！

膻味越大，羊肉越真？羊在喊冤呢！

新生儿是"睁眼瞎、罗圈腿、性早熟"？吓死宝宝了！

烫伤后你还在抹酱油和牙膏吗？

不吃晚饭就能减肥？难怪你瘦不了！

骨头汤补的不是钙，而是脂肪！

面膜天天敷？掉头发会秃头？揭秘画"皮"真伪

肚脐里的"沉香"抠掉会受寒？

阿拉丁神灯里的"解酒秘方"

靠束缚带产后瘦身？想得美，还受罪！

更多精彩视频

无糖食品，糖尿病病人可以放心吃？

用蜂蜜代替糖可以减少糖的摄入？

吃肉减肥，健康瘦身无危害？

宝宝哭泣不能抱，否则会产生依赖？

土鸡蛋味道更好，更有营养？

拔牙会伤到神经，不痛就不拔？

吃低能量食品就能减肥？

喝牛奶的时候不能吃某些水果？

好的白酒就不会伤肝？

眼药水只要在保质期内用完就没有问题？

夏天出汗多，应该多吃点盐？

润喉糖可以经常含？